全国中等医药卫生职业教育"十二五"规划教材

口腔修复工艺设备应用基础

（供口腔修复工艺技术专业用）

总 主 编	牛东平（北京联袂义齿技术有限公司）
副总主编	原双斌（山西齿科医院）
主　　编	原冠斌（山西齿科医院）
编　　委	（以姓氏笔画为序）
	王　琦（山东青岛卫生学校）
	李仁杰（北京联袂义齿技术有限公司）
	李亚新（山西联袂义齿技术有限公司）
	原冠斌（山西齿科医院）
	程红旗（运城市口腔卫生学校附属口腔医院）
	樊碰民（西安交通大学附设卫生学校）

中国中医药出版社

·北 京·

图书在版编目（CIP）数据

口腔修复工艺设备应用基础/原冠斌主编.—北京：中国中医药出版社，2014.10（2021.3重印）

全国中等医药卫生职业教育"十二五"规划教材

ISBN 978－7－5132－1803－0

Ⅰ.①口…　Ⅱ.①原…　Ⅲ.①医疗器械－中等专业学校－教材　Ⅳ.①TH787

中国版本图书馆 CIP 数据核字（2014）第 028667 号

中国中医药出版社出版

北京经济技术开发区科创十三街31号院二区8号楼

邮政编码 100176

传真　010 64405721

廊坊市祥丰印刷有限公司印刷

各地新华书店经销

*

开本 787×1092　1/16　印张 6.25　字数 138 千字

2014 年 10 月第 1 版　2021 年 3 月第 2 次印刷

书　号　ISBN 978－7－5132－1803－0

*

定价　20.00 元

网址　www.cptcm.com

全国中等医药卫生职业教育"十二五"规划教材
专家指导委员会

前　言

　　"全国中等医药卫生职业教育'十二五'规划教材"由中国职业技术教育学会教材工作委员会中等医药卫生职业教育教材建设研究会组织，全国120余所高等和中等医药卫生院校及相关医院、医药企业联合编写，中国中医药出版社出版。主要供全国中等医药卫生职业学校护理、助产、药剂、医学检验技术、口腔修复工艺专业使用。

　　《国家中长期教育改革和发展规划纲要（2010－2020年)》中明确提出，要大力发展职业教育，并将职业教育纳入经济社会发展和产业发展规划，使之成为推动经济发展、促进就业、改善民生、解决"三农"问题的重要途径。中等职业教育旨在满足社会对高素质劳动者和技能型人才的需求，其教材是教学的依据，在人才培养上具有举足轻重的作用。为了更好地适应我国医药卫生体制改革，适应中等医药卫生职业教育的教学发展和需求，体现国家对中等职业教育的最新教学要求，突出中等医药卫生职业教育的特色，中国职业技术教育学会教材工作委员会中等医药卫生职业教育教材建设研究会精心组织并完成了系列教材的建设工作。

　　本系列教材采用了"政府指导、学会主办、院校联办、出版社协办"的建设机制。2011年，在教育部宏观指导下，成立了中国职业技术教育学会教材工作委员会中等医药卫生职业教育教材建设研究会，将办公室设在中国中医药出版社，于同年即开展了系列规划教材的规划、组织工作。通过广泛调研、全国范围内主编遴选，历时近2年的时间，经过主编会议、全体编委会议、定稿会议，在700多位编者的共同努力下，完成了5个专业61本规划教材的编写工作。

　　本系列教材具有以下特点：

　　1. 以学生为中心，强调以就业为导向、以能力为本位、以岗位需求为标准的原则，按照技能型、服务型高素质劳动者的培养目标进行编写，体现"工学结合"的人才培养模式。

　　2. 教材内容充分体现中等医药卫生职业教育的特色，以教育部新的教学指导意见为纲领，注重针对性、适用性以及实用性，贴近学生、贴近岗位、贴近社会，符合中职教学实际。

　　3. 强化质量意识、精品意识，从教材内容结构、知识点、规范化、标准化、编写技巧、语言文字等方面加以改革，具备"精品教材"特质。

　　4. 教材内容与教学大纲一致，教材内容涵盖资格考试全部内容及所有考试要求的知识点，注重满足学生获得"双证书"及相关工作岗位需求，以利于学生就业，突出中等医药卫生职业教育的要求。

　　5. 创新教材呈现形式，图文并茂，版式设计新颖、活泼，符合中职学生认知规律及特点，以利于增强学习兴趣。

　　6. 配有相应的教学大纲，指导教与学，相关内容可在中国中医药出版社网站

（www. cptcm. com）上进行下载。本系列教材在编写过程中得到了教育部、中国职业技术教育学会教材工作委员会有关领导以及各院校的大力支持和高度关注，我们衷心希望本系列规划教材能在相关课程的教学中发挥积极的作用，通过教学实践的检验不断改进和完善。敬请各教学单位、教学人员以及广大学生多提宝贵意见，以便再版时予以修正，使教材质量不断提升。

中等医药卫生职业教育教材建设研究会

中国中医药出版社

2013 年 7 月

编写说明

现代口腔工艺设备是构建现代义齿加工技术体系的一大支柱。可以说，所有义齿加工的关键步骤都离不开设备。随着加工技术的不断进步，工件的加工质量对设备的依赖性越来越高，因此，熟练掌握工具、正确使用设备是保证产品质量、提高企业效益的核心。为此，特编写本教材，供口腔修复工艺技术专业学生使用。

本教材以当前较常用的设备为主，兼顾技术和设备更新的需求，适当介绍部分应用前景看好的新型技术设备。

教材章节的划分一种是按义齿加工工艺流程安排章节顺序。这样划分的不足之处是重点内容和核心技术不够突出，特别是在学生尚不了解加工工艺过程的前提下讲述这门课程，更难建立整体概念。另一种方法是以义齿部件材料金属、陶瓷和塑料的加工划分章节，这种划分很容易让学生建立起一个概念，即牙科技工室的工作就是把金属、陶瓷和塑料制作成义齿部件。它有利于学生抓住这三种材料加工过程中的关键设备和核心技术。本教材采用的就是第二种方法。由于培养对象是设备的使用者，不是专业维修人员，因此每个设备只介绍三个方面：功能（这个设备做什么用）、原理（为什么设备可以有此功能）、使用（怎么用？注意什么），同时介绍一些重要的加工技术要点，力求通俗易懂，简明实用。

现今加工设备种类繁多，即使是同一类设备，由于出自不同的生产商往往型号各异，五花八门，技术参数和操作细节多有不同。因此，本教材只能对同一功能、同样原理的产品的共性作通用介绍，或以某一型号产品为例交代使用方法，侧重于该类产品的共同要求。如打算使用某一具体型号产品，仍需按照生产厂家提供的说明执行，切忌生搬硬套。

在人与设备的关系中，人永远处于主导地位，即使是面对高度自动化、智能化的现代设备也同样如此。同一种工具，不同的使用者操作感受可以完全不同；相同的设备在不同的人手中生产出的产品质量可以差别很大，可见人对设备的掌握远比设备本身更重要。一般而言，为使工具用起来得心应手，就必须像了解自己的感官和手一样熟悉它（总体把握，并不要求解剖意义上的了解）、爱惜它，摸透它的"脾气"，得之于心，才能应之于手。对复杂的设备，要想让它始终处于最佳状态，操作者除严格按照保养操作规范执行外，更需通过仔细观察，认真体悟，训练出判断设备运行状态是否最佳的"感觉"，以便在其稍有"不适"时，及时予以调整和处理。实践证明，这对保证产品质量、延长设备使用寿命、降低维修成本有着极其重要的意义。

随着科学技术的不断进步，口腔工艺设备正朝着自动化、信息化的方向飞速发展，设备不断更新是历史的必然。有关设备的教材当然也要与时俱进。我们期待更多的好设备诞生，也做好准备，随时对本教材进行更新和补充。

由于本教材编写尚属首次，编者水平有限，不妥之处在所难免。我们希望得到同行专家们的指导，更希望使用这本教材的老师和学生，以及一线使用设备的同志能及时反馈信息，使这本教材得到提高。

教材编写中，王收年同志对教材内容，特别是插图的绘制做了具有建设性、创造性工作。段小丽同志为打印、编辑付出了辛勤劳动，在此一并致谢！

《口腔修复工艺设备应用基础》编委会
2014 年 8 月

目　　录

第一章 义齿金属部件成型设备

 知识要点

本章主要介绍义齿金属部件成型设备。

在模型和蜡模制作设备中，要求掌握真空搅拌机、振荡器、石膏模型修整机和电蜡刀的工作原理及使用要求，对其他设备的使用方法有所了解。明白精准的模型、蜡型是制作一切优质义齿的前提。

在金属部件成型设备中，要求掌握高频离心铸造机、程控茂福炉的原理及使用要求，对其他几种铸造机的熔解方式及铸造方法有所了解。

在金属表面加工设备中，要求掌握打磨机、喷砂机的使用、维护保养及注意事项，对电解抛光、研磨仪工作原理有所了解。

在当今牙科技术中，金属占据着重要地位。把金属加工成义齿部件的过程大致可分为准备、成型和表面加工三个阶段。成型是金属加工的核心，常用的方法有四种：锻制和弯制成型、熔解铸造成型、铣削成型（CAD/CAM）和电铸成型（金沉积）。熔解铸造成型是这四种方法中最通用，在目前看来也是最重要的方法。本章分三节介绍相关设备和核心技术要点。

第一节 模型和蜡模制作设备

技工室的工作从印模处理和灌注开始。精确的模型是一切后续工作的基础，如果这一环节存在瑕疵，后面的环节完成得再好，最终到患者那里都很难取得满意的效果。

一、壁挂式石膏储存箱

（一）用途

壁挂式石膏储存箱用于石膏的暂存和定量取用，它的使用有效地防止了石膏的污染，同时对石膏的定量取用也十分方便。

根据常用石膏的种类储存箱可分为两组、三组和四组（如图1-1）。

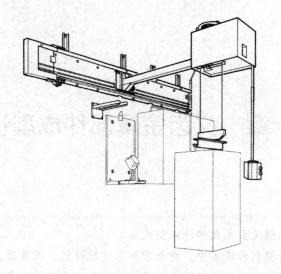

图 1 - 1 三组的壁挂式石膏储存箱

制作模型最主要的材料是各类石膏。石膏调拌有几个重要原则：①干净的调拌器械。②石膏中绝不允许混入其他物质，哪怕是很少的一点。③不同种类的石膏绝不允许混合。④已凝固的石膏残渣混入正调拌的石膏中，凝固时间变短，膨胀率增大。⑤超硬石膏应当用秤来称，而且只能用事先量好的液体。

很多技工室量取石膏的设施和方法不能保证无污染和准确、快捷，常常是取多了再放回原处或废弃，这样就会给准备待用的石膏造成污染，而且影响工作效率。如果工作量很大，每天要制作很多模型，就需要选用壁挂式石膏储存箱。

（二）结构与工作原理

1. 结构

石膏储存箱主要由起重装置和石膏储存箱体两部分组成。起重装置包括滑动杆、滑动轴、升降电机和升降开关。石膏储存箱体由石膏箱、振荡装置、滑动开关等组成。

2. 工作原理

（1）起重装置 用于将存放石膏的箱体吊装到墙上的固定架上，或从固定架上将箱体吊放到地面。

（2）储存箱 存放石膏。取石膏时，拉动开关，电磁振荡器开始振动，石膏流出口打开，石膏慢而均匀地流出。

还有一种更为先进的设备，有计量电子秤和微电脑控制。只要将取石膏的容器放在电子秤上，然后输入需要的石膏量，再按下启动开关，机器就会准确无误地给出需要的量。

（三）使用方法

1. 石膏箱的使用

（1）左手持搅拌缸或橡皮碗，对准石膏出口。

（2）右手拉动滑动开关，电磁振动器电源接通，石膏流出口打开。

（3）石膏箱背面振动器启动，通过振荡，石膏自动流出。

（4）松开滑动开关，振动器电源自动切断，石膏流出口关闭，石膏停止流出。

2. 起重装置的使用

（1）拿起升降开关手柄，向左旋转90°。

（2）握住升降开关手柄，向上推，将起重器滑轮置于横向滑道内。

（3）拿住手柄，向右推至需要吊起的石膏箱上方。

（4）调整起重器位置，使起重器上的挂钩挂住石膏箱上方拉手。

（5）按升起按钮，升至最高处时，放开升起按钮。

（6）将起重器沿滑动杆拉出，然后按下降按钮，将石膏箱平稳地放置在地面上。

（7）拿起石膏箱上方顶盖，装入石膏。

（8）将起重器挂钩挂住石膏箱上方拉手，按住升起按钮，将吊箱平稳升至最高处，松开升起按钮。

（9）沿滑动杆将吊箱推至紧靠墙壁。

（10）按下降按钮，使石膏箱挂在墙壁上。

（11）松开下降按钮，调整起重器，使挂钩脱离石膏箱拉手。

（12）将起重器恢复原位。

（四）注意事项

1. 在使用时，先检查石膏箱中有无石膏。如没有，加入石膏。

2. 在升起或下降时，一定要注意挂钩与拉手完全挂住。升降时，一定要注意平稳。

3. 升降石膏箱时，注意钢丝绳不要滑出顶部的滑轮。

二、真空搅拌机

使用真空搅拌机要及时清洗搅拌缸和搅拌刀，搅拌的物料不要超过最大允许量。一定要预拌，有干粉时不要抽真空，这样搅拌机就不会经常出问题。

（一）用途

真空搅拌机主要用于搅拌石膏与水，或包埋料与包埋液的混合物。抽真空和搅拌是它的基本功能。抽真空的方式有采用压缩空气射流负压发生器的，有采用离心泵的，还有采用活塞泵的。控制方式多数是由电子电路和多个开关控制真空度、搅拌时间和搅拌速度，也有采用微电脑来进行控制的。这种设备功能完善，控制精准，在整个搅拌过程中可以分阶段提供不同的真空度、转速和旋转方向，还可以预先存储多种材料的搅拌程序，使用时只需要调出相应的程序即可，非常方便。

（二）结构与工作原理

1. 结构

真空搅拌机主要由真空发生器、搅拌器、料罐自动升降器、程序控制模块等组成。

图1-2为微电脑控制的活塞泵抽真空搅拌机，图1-3为真空负压发生器搅拌机。

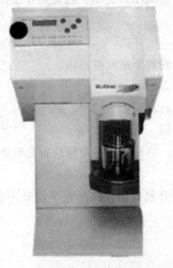
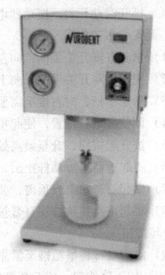

图1-2　微电脑控制的活塞泵真空搅拌机　　　　**图1-3　真空负压发生器搅拌机**

2. 工作原理

主要介绍真空负压发生器搅拌机的工作原理。

（1）真空发生器　采用压缩空气射流负压发生器，具有体积小、噪声低、负压高等特点。

（2）搅拌器　采用变速电机搅拌，在搅拌开始和结束时电机速度变慢。

（3）搅拌缸的固定　一种靠托架和真空负压来固定搅拌缸；另一种搅拌初始操作者手扶搅拌缸，负压达到0.04MPa时用负压吸附。

（4）程序控制模块　采用集成控制线路，用于设定搅拌时间和真空度。

主要技术参数：

外接气体压力　　　　0.5～0.75MPa

真空度　　　　　　　0.1MPa

搅拌速率　　　　　　560～600r/min

真空负压发生器搅拌机工作原理如图1-4所示。

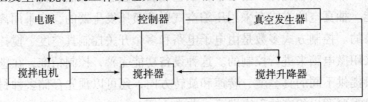

图1-4　真空负压发生器搅拌机工作原理图

（三）使用方法

1. 用量杯量好液体，倒入搅拌缸，并将称好的粉料倒入搅拌缸，进行预拌。

2. 把搅拌刀和搅拌盖放入搅拌缸内。

3. 把搅拌缸和轴一起放在搅拌机下方的搅拌口，用手托住搅拌缸底部。

4. 先打开真空开关，再打开搅拌电机开关。

5. 观察真空压力指示表，等达到 0.04MPa 以上时，松开手。

6. 搅拌时间为 40～60 秒，搅拌好后，用手托住搅拌缸，先关闭搅拌开关，再关闭真空开关。

7. 待真空压力表指针为 0MPa 时，取下搅拌缸。

8. 取下搅拌盖，使用搅拌好的物料。

9. 清洗搅拌缸和搅拌刀。

（四）维护保养与注意事项

1. 每次使用完后，及时彻底清洗搅拌缸和搅拌刀。

2. 切勿让搅拌的物料超过搅拌缸的 2/3 或缸上的最高标志线；一定要预拌，防止干粉和搅拌物抽入搅拌机内堵塞真空管道和真空泵，造成真空功能下降或丧失（图 1-5）。

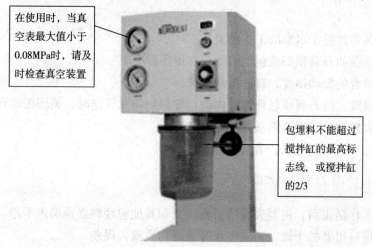

在使用时，当真空表最大值小于 0.08MPa时，请及时检查真空装置

包埋料不能超过搅拌缸的最高标志线，或搅拌缸的2/3

图 1-5　真空负压发生器搅拌机注意事项示意图

三、振荡器

工作时不要过度施压，水及其他液体不要洒到设备上，及时拧紧松动的螺母是设备使用经常要注意的问题。

（一）用途

振荡器是用于模型灌注和蜡模包埋的设备。在灌注石膏模型和蜡模包埋的过程中，将正在灌注和包埋的工件放在振荡器上，边振动，边灌注，其目的是让搅拌好的石膏或包埋料均匀流动，充满每一个细微结构，并且有效排出石膏和包埋料中残留的气泡。

（二）结构与工作原理

振荡器由电磁振动源、振动盘、振幅调节钮和电源开关几部分组成（图1-6）。

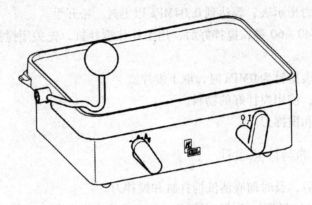

图1-6　振荡器

（三）使用方法

1. 将振荡器放置于水平的工作台上。
2. 将要振荡的石膏模型或包埋铸圈放在振荡器上。
3. 调节适合的振动幅度，打开振动开关。
4. 注意观察，待石膏或包埋铸圈内的包埋料均匀无气泡时，关闭振动开关。
5. 将石膏模型或包埋铸圈从振荡器上取下。
6. 使用完毕，切断电源，清洁设备。

（四）维护保养与注意事项

1. 每次工作结束后，机器表面的石膏残渣和其他包埋料必须清理干净。
2. 尽量保持机器的干燥。切勿将水等液态物质流入设备。
3. 振荡器常见的问题：
（1）振动弹簧断裂，原因多是振动时操作人员施力过大。
（2）调节旋钮失灵，常因污物浸入，造成机械损伤。

四、石膏模型修整机

技工室使用的石膏模型修整机有干式石膏模型修整机（简称干磨机，图1-7）和带水冲洗的湿式石膏模型修整机（简称湿磨机，图1-8）。湿磨机结构简单，修整砂盘耐用，接上自来水和电源就可以使用。干磨机结构相对复杂，修整模型用的砂带需经常更换，使用时必须配备性能良好的吸尘装置。

凝固后的石膏如果再吸水，会产生不可逆的膨胀。因此如有条件，各种工作模型最好都用干磨机进行修整。特别是精细修复体的工作模型，如固定义齿、嵌体、精密附着体、双套冠等工作模型，绝对禁止使用湿磨机进行修整。

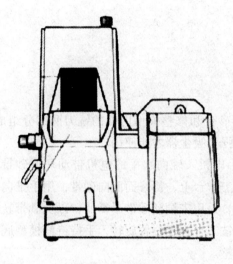

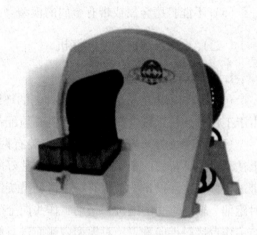

图 1-7　干磨机　　　　　　　　　　　　　图 1-8　湿磨机

（一）湿式石膏模型修整机

湿磨机最多的问题是金刚砂盘磨损太快和运转不平稳，只要注意以下三点就可以避免：①水量不足时不要使用；②推向砂盘的力量要适度；③不要磨金属物品。

1. 结构与工作原理

（1）结构　湿式石膏模型修整机由电动机及传动部分、供水系统、砂轮（磨轮）和模型台四部分组成。

（2）工作原理　砂轮固定在加长的电动机轴上。接通电源后，电动机带动砂轮转动，供水系统同步供水。石膏模型在模型台上与转动的砂轮接触，从而达到修整目的。水喷到转动的砂轮上，冲走磨削掉的石膏碎屑。用于湿磨机的排水系统必须加装沉淀池，否则下水管道会经常堵塞。

2. 使用操作

（1）将机器安装在水源方便和有完好排水装置的地方。高度和方向以便于操作为宜。

（2）连接电源。

（3）调整模型台到操作者感觉合适的位置。

（4）打开水阀。

（5）打开电源开关，待电机转动平稳后，即可开始工作。

（6）在模型台上，模型务必把持稳定，推向磨盘的力量要适度。

（7）修整完后，先关闭电源开关，再关闭水阀。

3. 维护保养与注意事项

（1）每次用完后，用水将砂盘上的石膏清洗干净。否则会影响砂盘的使用效果。

（2）每次打磨时，注意砂盘是否转动平稳，表面是否严重磨损。

（3）在使用时，使用者必须带安全防护镜，以防止打磨时杂物飞溅入眼睛。

（4）切勿在无水的情况下打磨。

（5）不能打磨金属或带有金属的模型。

（二）干式石膏模型修整机

1. 结构与工作原理

（1）结构　干磨机由修整模型外侧的环形砂带和修整模型内侧的铣刀两部分组成。由于工作时，粉尘较大，所以干磨机必须配备强力吸尘器才能使用。

（2）工作原理　在设备的壳体内装有两个电机。轴向水平的电机带动环形砂带从上往下运动，待修的模型放置到角度调整好的工作台上，待修面面向砂带，用手推向砂带进行修整。在设备的顶部有一个可调整旋钮，是用来调整砂带平衡的，以免砂带转动时跑偏。轴向垂直的电机，带动工作头向上的铣刀在固定位置旋转，手持待修模型底面与工作台接触推向铣刀，对模型内侧面进行修整。

2. 使用操作

（1）修整模型外侧和底部用砂带，修整模型内侧和舌侧用铣刀。

（2）修整模型外侧。

①将模型台调至合适位置。

②将开关向左扳至外侧修整开始位置。

③砂带开始转动，将模型放到模型台上，轻轻将模型推至砂带进行修整。切忌用力过大过猛。

④修整好后，将开关向右旋至关闭位置。

（3）修整模型舌侧。

①将开关向右旋至舌侧修整开始位置。

②将模型放在舌侧修整的模型台上，轻轻推至铣刀进行修整。

③修整好后，将开关向左旋至关闭位置。

④如不再进行修整，断开电源。

（4）砂带的更换。更换砂带时，必须先断开电源。

①打开外侧门。

②用手握住杠杆柄用力向下按。皮带轮向下一点，皮带自动松开，取出皮带。

③将新的砂带套在电机传动轴和皮带轮上，调至适合的位置。

④向上扳杠杆柄至原位，拧紧砂带，关上侧面门。

3. 维修保养与注意事项

（1）未充分干燥的模型不要用干磨机修整。水分含量高的模型修整时产生的细粉容易粘连到砂带上，降低修整效率，并易阻塞吸尘管路和集尘过滤器，影响吸尘效果。

（2）在使用时，必须戴防护眼镜，以防石膏飞溅入眼睛。

（3）定期清理机器内石膏，以防止堵塞石膏吸尘口。清理周期视使用频率而定，一般一天一次。

（4）吸尘器亦必须定期清洁。

（5）每次使用前须对砂带平衡状况进行调整。

五、石膏模型切割锯

模型放置不稳、切割时用力过大、不及时更换磨钝了的锯片是造成模型损伤和设备损坏的主要原因。

（一）用途

石膏模型切割锯是用来对模型进行切割的工具，有直线型手锯和圆盘型电锯。目前牙科技工室使用的电锯用的是很薄的金刚砂圆锯片，它可以在模型上锯出很精确的锯缝。但圆锯片也有其局限性，因此不能完全代替手锯。

无论是用手锯还是用电锯，一定要把模型稳定地保持在工作台上，防止其滑动。最好的办法是将模型固定在可自由调整的螺栓夹具上，切割时万向调夹具牢固地吸附在保持台上。值得注意的是，锯模型时不要着急和用力过大，要及时更换已磨钝的锯片，否则会造成模型或代型的损伤。

（二）结构与工作原理

模型切割电锯一般由四部分组成：

1. 电机驱动装置

圆盘锯片的电机驱动形式有两种：一种是锯片直接夹到电机轴上（图1-9），另一种是电机通过皮带带动装有圆盘电锯的旋转轴（图1-10）。

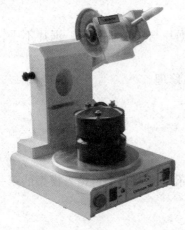

图1-9 电机直连切割锯

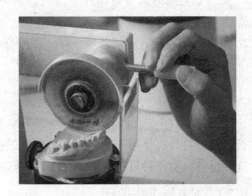

图1-10 皮带传动切割锯

2. 激光定位装置

激光定位装置就是在待切模型上投射一条很细的红色线条，红线所指的位置就是切割锯口的位置。

3. 电磁铁保持台

启动电磁铁，将固定模型的万向调夹具牢固地吸附在保持台上。

4. 其余部分

电路控制部分和锯片上下运动装置。

（三）使用操作

1. 将切割机放在平稳的工作台上。

2. 接通电源，打开电源开关。

3. 把万向调夹具放在磁性平面工作台上，把模型放在万向调夹具上，固定好模型，调整模型台至水平位置。

4. 拉出电机锁定按钮。

5. 一手握住锯片运动手柄，轻轻向下拉，另一只手握住万向调夹具，调整万向调夹具，使模型待切位置对准锯片。

6. 打开磁性开关。

7. 按住电机启动按钮，慢而匀速地向下拉运动手柄。仔细观察，达到切割要求时，松开电机开关，抬起锯片。

8. 关闭磁性开关。调整切割位置，打开磁性开关，进行下次切割。

9. 切割完毕后，抬起锯片，推进电机锁定按钮，锁定电机。

10. 关闭磁性开关，取下模型。

11. 关闭电源开关，切断电源。

（四）维护保养与注意事项

1. 锯口变宽的原因多是锯片更换时没装好，锯片与转轴不垂直，锯片不平，有扭曲变形。

2. 长时间使用，转轴同芯度下降，需维修人员修理。

六、石膏模型打孔机

（一）用途

石膏模型打孔机是用于对已修好的模型进行钻孔，是将代型钉植入模型的第一步工作。这种设备也称作种钉机（图1-11）。

（二）结构与工作原理

1. 结构

打孔机主要由转动电机、钻头夹持头、定位光标和模型台组成。

2. 工作原理

（1）转动电机和钻头夹持头：其位于模型台下，当模型台被压下时，螺旋钻头露出来，并钻入牙模型的基底内（图1-12）。

（2）定位光标：模型台上方发出的光束正好对着钻头尖端，借助此光标可以把孔准确地钻于基牙的中心。

（3）模型台被压下的距离是固定的，这样可保证每个孔的深度相同。

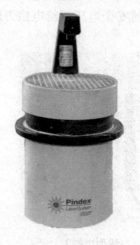

图 1 - 11　石膏模型打孔机

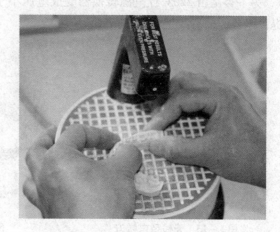

图 1 - 12　在牙弓上准确钻孔

（三）使用操作

1. 将打孔机放置在平稳的工作台上。
2. 接通电源。
3. 打开定位光标和电源开关。
4. 将模型放在模型台上，红色光标对准要打孔的位置。
5. 双手按住模型，轻轻用力向下按，到红色光标灯灭，说明孔已打好。
6. 松开模型台，进行下次打孔。按步骤 4、5。

（四）维护保养与注意事项

1. 打孔时，切忌将手放在激光指示灯正下方，以防止模型过薄时伤及操作者。
2. 切勿用此设备对石膏模型以外的其他物品打孔。
3. 每次工作结束，用毛刷和吸尘器或气枪将平台和转轴周围的石膏粉清理干净。
4. 当钻出的孔径太大时，需查看钻头和电机转轴的同芯度，如果钻头变形，需及时更换；如果电机转轴摆动，同芯度不佳，需请维修人员修理。

打孔机最常见的问题是钻头卡不紧，产生这一问题的主要原因有三个：①不及时清理掉入钻卡的碎屑。②打孔时施压过大。③钻头钝了未及时更换。

七、电蜡刀

电蜡刀是制作蜡模广泛使用的工具，与传统的火焰烧烤蜡模制作工具相比，技术上更容易掌握，使用也比较方便。使用中常见的问题是温度调节失灵，电蜡刀引线和工作尖折断。

（一）结构与工作原理

市面上的电蜡刀大致可分为两类：一类是由电池提供能源的无线型电蜡刀（图1－13），另一类是由220V经电源转换器变成电压小于36V的安全电压后给电蜡刀的加热器提供电源，即有线型电蜡刀（图1－14）。

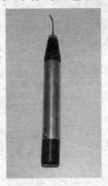 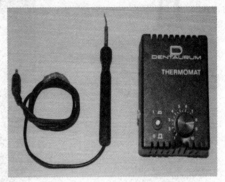

图1－13　无线型电蜡刀　　　　　　图1－14　有线型电蜡刀

电蜡刀的核心是一个低电压工作的加热电阻丝，满足各种工作需要的不同形状的工作尖和可调电压的供电器。使用时根据所选的工作尖和所需的温度，调整电源控制器电压调节钮，调节工作所需温度，一般可调范围为30℃～170℃（图1－15）。

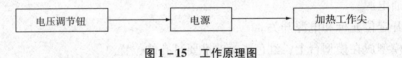

图1－15　工作原理图

（二）使用操作

1. 接通电源。
2. 根据不同的蜡型材料，选择电压挡位。
3. 打开电源开关，电蜡刀自动升温。
4. 在使用时，如发现温度太高或太低，可调整电压或电流的大小至合适的温度。
5. 需更换工作尖时，必须在断开电源、工作尖完全冷却后方可施行。
6. 操作完成后关闭电源。

（三）维护保养与注意事项

1. 在使用时，切勿用手触摸工作尖或用工作尖接触身体的任何部位，以免烫伤。
2. 在更换工作尖时，必须断开电源。
3. 蜡刀连接线根部长期弯曲易折断，应尽量让弯曲弧度大一点，避免折死弯。
4. 如不使用，必须关闭电源开关。

八、熔蜡器

用熔蜡器使特种浸蜡液化，然后把预热的代型在其中浸入一次或多次。蜡层厚度与蜡的品牌及液化温度有关。另外，代型的温度与在液蜡内停留时间的长短有关。因此，要制作出无缺陷的基底冠蜡模，必须事先多加练习。

（一）结构与工作原理

熔蜡器主要由熔蜡缸、低压加热器、温度调节控制显示电路、外壳几部分组成。市面上的熔蜡器品种很多，质量差异也较大。选择产品时应遵守如下原则：

1. 温度的控制和调节精细。

2. 有温度显示。

3. 熔蜡缸与上台面有一定的隔热层。有些熔蜡器上台面是金属制成的与熔蜡缸无隔热层措施，台面温度很高。这样会带来两个问题，一是容易烫伤，二是热散失较大。

4. 熔蜡缸的直径不宜太大。每次只浸入一个代型，太大直径的熔蜡器会过多地损失蜡液中的某些有效成分，也不利于蜡液温度的均匀。

5. 熔蜡缸有单容器浸蜡器（图 1-16）和多容器浸蜡器（图 1-17），在选用时要结合生产工艺的需要。

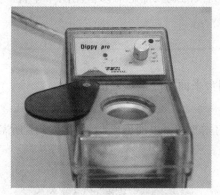 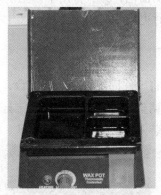

图 1-16 单容器浸蜡器　　　　图 1-17 多容器浸蜡器

（二）使用操作

1. 接通电源。

2. 选择要熔解的蜡，放入蜡缸。

3. 根据所选蜡的熔解温度，调整适合的温度。

4. 打开电源开关，机器按设定的温度自动升温和保持恒温。

5. 待蜡熔解，温度保持恒温，即可使用。

6. 不再使用时，关闭电源开关，断开电源，并合上顶盖，防止污染。

（三）维护保养与注意事项

1. 使用过程中应注意及时清洁、去除蜡缸周围的蜡。

2. 如要更换不同类型的蜡，必须等原先使用的蜡凝固后，彻底清理干净，再使用另一种蜡。

九、模型观测仪

模型观测仪是可摘局部活动义齿制作时用来观测分析模型的设备。使用模型观测仪可以在模型上画出余留牙的外形高点，确定就位方向和义齿观测线，设计卡臂和支托的位置，观测倒凹的深度。

（一）结构和组成

模型观测仪由底座、万向观测台、垂直调节杆、水平摆动臂、倒凹观测工具、描记笔、刮刀和电加热去蜡系统组成。

水平摆动臂工作端可以在垂直调节杆所调高度且与摆动臂垂直的水平面自由移动，完成观测、画线和去蜡。

模型观测仪有双臂型（图1-18）和单臂型（图1-19）。双臂型观测仪中一个臂用于观测描记，另一臂用于修整。单臂型观测仪的观测描记与修整用同一个臂。完成不同工作时更换相应的工作杆（图1-20）。

（二）使用方法

1. 将工件固定于万向观测台，调节观测台平面角度至预定值。

2. 调整水平摆臂高度并固定好。

3. 装夹完成工作所需的工作头，完成去蜡工作时打开电加热开关，将温度调到所需温度。

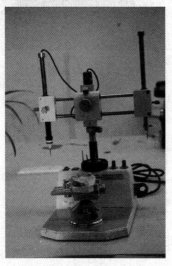
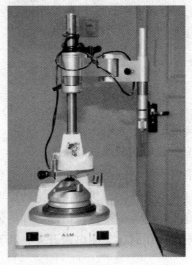

图1-18　双臂型观测仪　　　　　　　　图1-19　单臂型观测仪

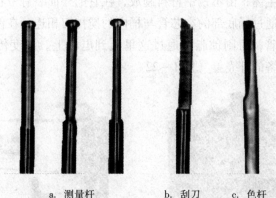

a. 测量杆　　　　　　b. 刮刀　　c. 色杆

图 1-20　用于不同倒凹深度的三个测量杆、一个刮刀（也是探杆）和一个色杆

（三）维护保养与注意事项

1. 操作时切勿用力过大，防止分析杆变形造成就位道不准确。
2. 不进行去蜡工作时，关闭电热系统，以免电热去蜡器长期加热。
3. 保持设备整洁，及时拧紧各部件上松动的螺丝。

十、琼脂搅拌机

常温下琼脂是一种有弹性的胶状物质。随着温度的升高，可由胶状固态向液态转化。当温度升到 90℃ 时完全转化成液态，保持液态的最低温度为 50℃。通常琼脂应保持在较低温度的流体状态。琼脂搅拌机就是实现这一目标的设备，它的工作曲线如图 1-21。

A→B 升温熔解，B→C 恒温充分熔解，C→D 降温，C→E 恒温保持液态，以备随时使用。

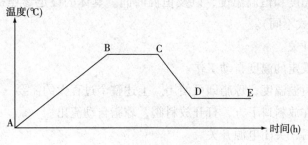

图 1-21　熔解温度曲线图

（一）结构与工作原理

琼脂搅拌机由储料桶、加热器、温度传感器、搅拌器、降温风扇、桶内琼脂量传感器和控制电路组成。

　　储料桶是设备的主体，由不锈钢材料制成，在它的外面装有带状电加热器。底部装有搅拌电机。电机轴通过桶底部的空芯管与桶内的搅拌刀相连。在使用时要特别注意所加的琼脂切勿超过此管，否则琼脂会通过这里流到电机上。温度传感器多装在桶的底部。降温风扇装在设备的外壳上（图1-22）。

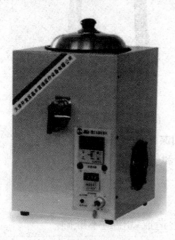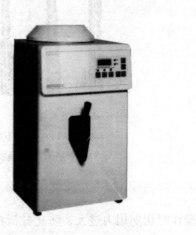

a. 　　　　　　　　　　　　　　　b.

图1-22　琼脂搅拌设备

　　琼脂搅拌机的使用非常简单方便。只要将碎块状的固体放入桶中，设定好熔解温度和恒温温度，按下启动按钮，设备就自动完成工作。

（二）使用操作

　　1. 打开顶盖，将桶内残留的琼脂清理干净。

　　2. 将切好的琼脂块（小于10mm）倒入桶内，注意不得少于机器要求的最少量，不得超过机器允许的最大量。

　　3. 设定最高温度和恒温温度，以及恒温时间。具体的设定参照机器的使用说明书（不同机器设定方式不同）。

　　4. 打开电源开关。

　　5. 机器根据设定的温度自动工作。

　　6. 到第二次恒温温度，琼脂即可使用。上述整个过程大约需要三小时。

　　7. 将模型放在放料口下方，打开放料阀，琼脂自动流出。

　　8. 工作结束后，关闭电源开关。

（三）维护保养与注意事项

　　1. 每次开机前，必须清理干净桶内剩余的琼脂，否则会烧坏电机。

　　2. 一天内不得随意开关电源，待琼脂用完更换时，方可关闭电源。

　　3. 在使用时需要注意，不要放入大块的原料。如果一次熔化数量较多，应分次投入，以保护搅拌刀和电机。

十一、硅橡胶混合机

硅橡胶是翻制阴模的一种材料。市场上购买到的只是 A 和 B 两组分的流体物质。使用时取等量的 A 和 B，均匀混合后，反应一段时间才能凝固成硅橡胶。硅橡胶混合机就是完成这种工作的设备。它不仅效率高，而且混合均匀，浪费极少，是现代技工中心广泛使用的设备之一。

（一）结构与工作原理

硅橡胶混合机上装有 A 和 B 两个原料桶，用来放原料。微型螺旋混合管即用即换，是消耗性材料（图 1 – 23）。当装好混合管后，接通电源，按下启动按钮，管道泵开始均匀等量地泵出两种原料，经混合管均匀混合后，流入型盒。放开启动按钮，管道泵停止工作。管道泵上装有压力检测开关，当螺旋混合管连接器出口处有凝结的硅胶，堵塞出口，导致管道压力升高时，自动停止工作，保护管道泵。因此使用时要特别注意，连接出口处不能有凝结的硅胶。还有一点要特别注意的是，从储料桶到接口器之间的管道和管道泵要始终保持充满原料，切不可在料桶中缺料的时候启动管道泵，让空气进入管道泵。空气进入管道泵会产生不出料的故障，维修很麻烦（图 1 – 24）。

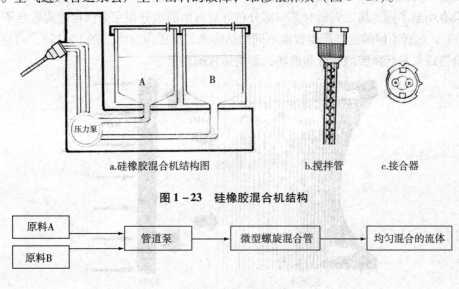

a.硅橡胶混合机结构图　　　　　　　　b.搅拌管　　c.接合器

图 1 – 23　硅橡胶混合机结构

```
原料A ┐
      ├→ 管道泵 →→ 微型螺旋混合管 →→ 均匀混合的流体
原料B ┘
```

图 1 – 24　工作原理图

（二）使用操作

1. 将设备放在平稳的工作台上，高度以适合操作为宜。
2. 检查桶里是否有硅橡胶，如没有需添加。
3. 将搅拌管插口处锁定按钮打开，插好螺旋搅拌管，将锁定按钮旋转到锁定位置。
4. 将型盒放在搅拌管出口处，按下启动按钮。
5. 硅橡胶自动从搅拌管流出。

6. 型盒灌满后，松开开关。

7. 如长期不使用，需断开电源。

（三）维护保养与注意事项

1. 定期清理桶上的滤芯，否则会导致硅橡胶不能吸出。

2. 不能将滤芯拔出不用，否则会有杂物掉入硅橡胶里。

第二节　金属部件成型设备

从蜡模到金属铸件要经过三个步骤：包埋、失蜡焙烧和铸造。失蜡用的失蜡炉、铸造前焙烧用的茂福炉、铸造用的各类型铸造机均为这一工序所专用，其中包埋材料与金属热膨胀的匹配是保证铸件精度的关键。为说明温度控制所以成为这些设备的操作关键，我们先将铸造前失蜡、焙烧过程中包埋体受热情况作一简单介绍。

1. 由电能转换来的热能，以辐射和传导两种方式对包埋体加热。

2. 由于包埋材料（方英石）的导热性能很差（仅为黄金的1/900），因而有利于预热后的材料转换腔温度下降缓慢，熔融金属易于注入，但在加热初期，包埋体由外向内温度会有明显不同，加之失蜡时某一部分包埋材料中的水分在完全汽化前温度也不会高于100℃，这样不同的温度产生程度不同的热膨胀，形成内应力（图1-25），内应力过大就会造成材料转换腔的变形和破坏，影响铸件的质量。

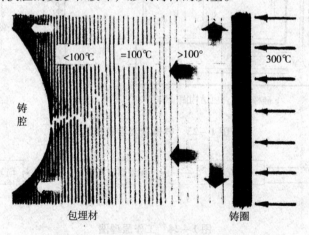

图1-25　预热过程中铸圈内的温度与应力

3. 铸造前的加温焙烧，除了要去除残留在材料转换腔内的蜡质，温度升高到一定程度后，接受熔化金属外，更重要的是充分利用包埋材料的热膨胀，精确抵消金属冷却凝固时发生的体积收缩，以保证产品精度（图1-26）。

4. 以往失蜡和焙烧不分，都用同一设备，实践证明，这样的工艺无法满足精密铸件的要求，因为去蜡过程与焙烧过程中对温度的要求和控制大不相同。

（1）包埋蜡型。

（2）加热失蜡后形成的材料转换腔随温度升高，体积膨胀。

（3）熔化了的金属注入材料转换腔。

（4）金属凝固冷却，体积收缩至与蜡型完全一致。

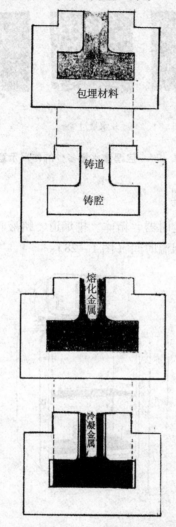

图 1-26　包埋材料与金属热膨胀匹配原理

一、失蜡炉

失蜡炉是用于蜡型熔失的专用设备。蜡型在失蜡炉内被加热时，包埋材料内所含的大量水分被汽化，并把蜡型熔化后所形成的蜡液从材料转换腔中排挤出来。

包埋材料中必须有适量的水分。过少（放置时间过长，过分干燥）则不足以将蜡去除干净，且蜡还会向包埋材料的空隙中渗透，使失蜡后包埋材料中残余蜡过多影响铸件质量。过多或把尚未凝固的包埋材料置入炉中都不许可，因为快速大量释放的水蒸气会破坏包埋体（图1-27）。

1. 包埋体水量适当，水蒸气（红色）把蜡（灰色）排挤出去。

2. 水分过少，无法将蜡排出，部分蜡失蜡前渗入包埋材料的孔隙中。

3. 水分过多，升温过快，水蒸气压力使包埋体受到破坏。

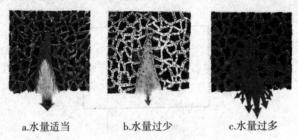

a.水量适当　　b.水量过少　　c.水量过多

图1-27　包埋体水量多少的作用示意图

（一）结构与工作原理

失蜡炉由加热管、温控定时器、箱体、排烟道、蜡液收集盒几部分组成。温控定时器可以设定最高工作温度和保温时间（图1-28）。

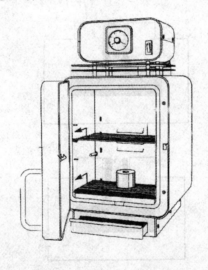

图1-28　带有定时器的失蜡炉

（二）使用操作

1. 接通电源，打开电源开关。

2. 设定工作温度，一般设定在200℃以下。过高的温度会使蜡大量汽化，从烟道排出时冷凝造成烟道堵塞。

3. 开启炉门，放置待处理的材料转换腔或模型。材料转换腔浇铸口向下。材料转换腔单层摆放，模型可以分层放置。

4. 放好材料转换腔或模型后，关闭炉门，设备进入工作状态。

5. 材料转换腔通常在 200℃ 的炉温下熔烤 40~60 分钟，具体时间依铸圈大小而定。

6. 模型通常在 200℃ 的炉温下熔烤 40~60 分钟。

7. 熔烤完成，开启炉门，取出工件，转入下道工序。

8. 烤完的工件温度高达 200℃，在取出时需使用专用工具，以防烫伤。

（三）维护保养与注意事项

1. 温度提升不宜过快，否则过大的蒸汽压力会引起包埋体裂缝，导致铸件表面粗糙。

2. 定期清洁盛蜡盘和排烟通道（根据实际工作量确定清洁周期）。

3. 注意工件不可放置过量，这样可能导致炉门关闭不到位，炉内温度不均匀，炉子的热效率大大降低。

二、程控茂福炉

程控茂福炉用于材料转换腔的预热和失蜡。为保证铸件的尺寸精度和表面质量，准确的阶梯温度控制具有决定性意义。在茂福炉中以每分钟 2℃ 的速度使温度由室温升到 270℃ 大约需要两个小时。如果预调的温度升得较快，则第一个小时内温度不得超过 100℃，以便进行干燥。之后温度再逐渐升高到 270℃。此温度应保持 30 分钟。然后再以每分钟 4℃ 的速度升到约 570℃，再保温 30 分钟。在 570℃ 时，β - 石英转变为 α - 石英，体积再次膨胀，石英可达到最大热膨胀。之后可以用较高的升温速度，例如每分钟 6℃，升温到终端温度。最后的温度值取决于所用合金的熔化温度。这样通过控制加热速度和阶梯保温，最大限度地保证了材料转换腔受热均匀，同时也可达到利用包埋材料热膨胀性能的目的（图 1-29）。

（一）结构与工作原理

1. 结构

程控茂福炉由程控器和加热炉体两大部分组成。炉膛采用碳化硅制成长方体，放于炉体内。发热元件由电阻丝制成螺旋形盘绕在炉内。有上下左右四面加热型、有左右上三面加热型，四面加热型热均匀性更好。炉膛和炉壳间有隔热保温材料填充。程控器由 CPU、输入键盘、大功率控制电路、温度测量电路几部分组成。

2. 工作原理

一般程控茂福炉主要对两个参数进行控制——升温速度和保温时间，并可设定不少于三阶段的阶梯恒温。控制器中可预存储多个为不同材料转换腔和包埋材料而设定的工作程序，使用时只要选择相应的程序即可。程控茂福炉设定好程序后按启动开关，设备自动开始执行设定好的程序。控制面板会显示温度变化曲线（图 1-30）。在加热过程中，CPU 不断地从温度传感器读取数据，并及时地给加热控制电路发出指令，调整供给加热电阻丝的电压或控制通断，精确控制升温速度。

一般箱式电阻炉升温速度受电网电压波动的影响较大，而且达到设定温度时，尽管已切断加热丝的电源，但炉壁储存的大量热能仍会使炉腔内的温度继续升高，即温度过冲现象，程控茂福炉则能更有效地控制这种现象。由于铸件在茂福炉内处理的时间较长，耗时很多，为提高效率，较为先进的设备会提供另一个"开始时间"控制参数，其作用在于使设备在人员休息时自动工作，并按设定的程序完成，且与铸造工序紧密衔接。

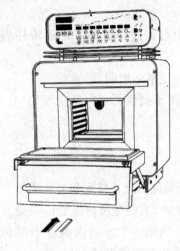

图 1-29　程控茂福炉

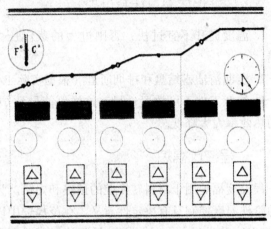

图 1-30　温度曲线图

（二）使用操作

1. 接通电源，开启电源开关。

2. 按照使用说明书设定工作程序，原有的程序条件与所需焙烧材料转换腔要求不同的，重新设定工作程序。

3. 用设定好的工作程序。

4. 开启炉门，放置材料转换腔。

5. 材料转换腔铸口向下，并放置在瓦楞板上，瓦楞板需保持清洁。

6. 材料转换腔和炉壁之间的距离应大于 1cm，材料转换腔和材料转换腔之间应有 2cm 间隙。

7. 材料转换腔在炉内应单层放置。不可双层叠放，以免造成相互污染。

8. 放置好材料转换腔后，关闭炉门，注意检查炉门关闭是否到位。检查无误，按下程控启动按钮，设备进入程控工作状态。

9. 设定程序完成后，开启炉门，用专用工具取出材料转换腔，立即转入铸造工序。

10. 炉中有多个材料转换腔时，每夹取一个材料转换腔后都要将炉门关好，以保持炉内温度。

11. 炉中最后一个材料转换腔取出后，关闭电源，炉门微开。

（三）维护保养与注意事项

1. 设备使用人员需清楚设备电源的接线位置。定期检查接入开关是否正常，电源插头是否松动。如有接触不良，及时报告设备维修人员。

2. 定期清理茂福炉炉膛和排烟道，保持排烟道通畅、炉膛干净。

3. 夹取材料转换腔，开、闭炉门动作要准确、轻柔，切忌粗暴，防止烫伤和材料转换腔损坏。

三、铸造设备

在牙科技工室各种金属铸件的形成都是采用浇铸的方法。在介绍设备之前，有必要先了解一下铸造的过程：熔化合金——→浇铸到材料转换腔中。

1. 合金的熔化

合金不是在某一熔点熔化，而是在一个温度范围内熔化。也就是说，合金中熔点较低的成分先熔化，熔点较高的成分后熔化。人们把合金熔化所对应的温度范围称为"熔点区间"。熔点区间的下界称为固化点，上界称为液化点。当合金的温度处于固化点和液化点之间时，合金一部分变成液态，另一部分仍为固态晶粒，因此合金呈粥状。合金温度升高越接近液化点，则液态部分所占的比例就越大。图1-31为合金的熔解温度曲线，该曲线与固化点和液化点对应处都会出现转折。在熔化区间内合金的温度上升率（即曲线的斜度）低于固化区和液化区。

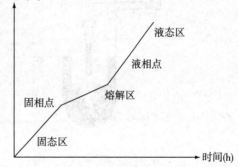

图1-31　合金熔解温度曲线

合金的凝固过程正好是其熔化的逆过程，合金的凝固开始于液化点，结束于固化点。在液化点处，合金中具有最高熔点的成分首先开始结晶，之后熔点低一些的成分开始结晶。在所形成的晶粒中，最早形成的晶体骨架主要由最高熔点的成分构成，在最后凝固的区域中具有低熔点的成分占较大比例。因此，在合金凝固过程中晶粒内发生一定程度的"脱混合"，即所谓的晶粒内偏析。熔液中的杂质（主要是氧化物）不能被组合到生长的晶体上去，它们会被逐渐生长的晶体推向一旁，最终会层状地残留于晶粒之间，并形成所谓的晶粒边界物质。

从合金熔解和凝固的过程可以得出这样的结论：

1. 合金中熔点较低的成分，熔化时损失的比例较大。

2. 合金凝固时会发生一定程度的"脱混合"。

3. 凝固时熔液中的氧化物会形成晶粒边界物质。

这就是说，合金每经过一次熔化和凝固，其物理性能就会发生一些变化。特别是延伸性和永久抗弯强度下降明显。因此在铸造合金时需努力做到：熔化时间短，受热均匀，合金熔化不能过热。就金合金来说只可超过液相点50℃，烤瓷合金仅可超过液相点 150℃。最好不要重复使用熔解过的合金。

2. 将熔化的合金浇铸到准备好的材料转换腔中

熔解的合金在浇铸时，温度会快速下降，流动性较差。为了使金属液流入并彻底充满预备好的材料转换腔，浇铸的过程要迅速而短暂。为此，人们设计了各种原理和结构的设备，其原理可以理解为离心甩（离心铸造）、真空吸和惰性气体推（真空加压铸造），及以上三者的结合（离心真空加压铸造）。其目的都是为了将熔解的合金快速推入材料转换腔。

（一）高频离心铸造机

高频离心铸造机是利用高频感应涡流产生的热来熔化合金，其原理与变压器类似。感应线圈有中空水冷式和风冷式，相当于变压器原边。原边中的高频电流在坩埚上产生交变磁场，因此在副边（待熔合金）内产生涡流，进而使其熔化（图1-32）。浇铸是利用离心力将熔化的金属液抛入预热好的材料转换腔中（图1-33）。

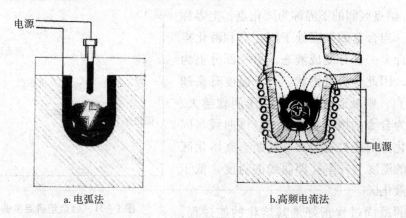

a. 电弧法　　　　　　　　　　　　b. 高频电流法

图1-32　熔化金属的两种原理

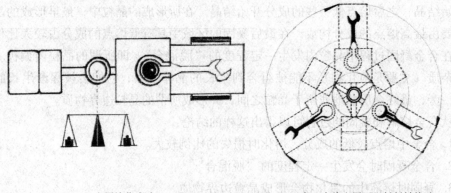

a. 金属熔化成球　　　　　　　　b. 离心力将金属甩入材料转换腔

图1-33　离心铸造机原理（俯视图）

1. 结构与工作原理

（1）结构 风冷式高频离心铸造机主要由高频振荡装置、铸造室及滑台、箱体系统三大部分组成。全机呈柜式，带有脚轮，方便操作、移动及检修（图1-34）。

①高频振荡装置：主要包括高压整流电源和电感反馈三点式振荡器。后者由金属陶瓷振荡管和电子元件组成。

②铸造室及滑台：包括开关、配重螺母、多用托模架、档板、调整杆、风管、调整杆紧固螺钉、电极滑块、压紧螺母和定位电极。

③箱体系统：整机面板构造包括电源总开关、熔解按钮、铸造按钮、工作停止按钮、电源指示灯、板极电流表、合金选择旋钮、铸造室机盖、观察及通风孔。机器后侧有接地线及电源线。

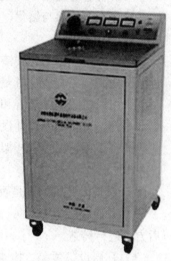

图1-34 风冷式高频离心铸造机

（2）工作原理 风冷式高频离心铸造机的基本工作原理为高频电流感应加热原理。高频电流是频率较高的交变电流，其频率为1.2~2.0MHz。高频电流所产生的电磁场使坩埚内的合金受高频磁力线的切割，产生感应电动势，从而出现一定强度的涡流（电流）。高频涡流在合金表面产生短路，将电能转换成热能，使金属材料发热直至熔解，实现铸造。由此可见，金属材料加热是在其内部进行的（图1-35）。

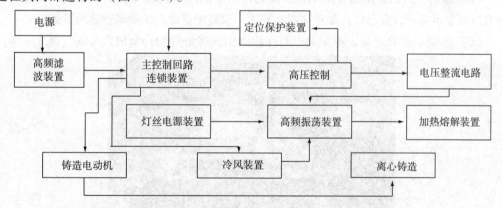

图1-35 风冷式高频离心铸造机工作原理

风冷式高频离心铸造机主要技术参数：

电源 AC 220V，50Hz

电功率 6.5KW

高频振荡频率 （1.6±0.2）MHz

高频振荡功率 2.5KW

最大熔金量 钴铬合金50g

旋转速度　　　500r/min 以上

铸造臂半径　　210mm

铸造电动机功率　0.37KW

高频电流感应加热熔化金属具有以下优点：

①熔解合金的过程不发生电弧，无噪声、无烟、无尘。

②由于无电极参与熔化，不会造成合金材料渗碳和元素烧损，合金的物理和化学性能变化较小。

③熔化速度快，氧化残渣少，被熔合金流动性好，铸造成功率高。

风冷式高频离心铸造机整机的特点：

①采用风机强制电子管和感应圈冷却。

②全部熔铸自动化，并设有安全保护装置，使用安全。

③设有多用铸模可调托架，适用于各类大小铸圈，铸造准确性很高。

2. 使用操作

（1）检查铸造机放置是否平稳。

（2）开启设备电源开关，查看电压表，观察电源是否在规定的范围内，预热5分钟以后方可进行铸造。

（3）开启设备顶盖，检查工作线圈冷却风口是否有风吹出，同时将工作线圈调整到待铸造位置，即转轴对准定位标志。

（4）根据所铸合金的熔点，选择适当的熔解档位。

（5）将焙烧好的铸圈用专用工具放置到铸造室内的 V 形托架上，调整托架高度，使铸造口对准坩埚的合金出口，并锁定调整装置。调整配重块，使旋转臂达到平衡。

（6）用镊子夹取坩埚，将坩埚中的碎物倒出，将备好的合金放入坩埚（图1-36）。

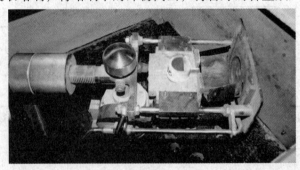

图 1-36　离心铸造室

（7）关闭铸造机顶盖，启动熔解按钮，观察板流表（约1A）、栅流表（约200mA）。通过防护玻璃观察熔解情况，同时要注意栅流表、板流表。如栅流表、板流表不稳，应停止铸造，检查设备（图1-37）。

（8）待合金熔化到可以铸造时，按下铸造按钮。电机启动，旋转臂高速转动，将熔融合金抛入材料转换腔，约10秒后，按停止按钮。

（9）旋转臂停止转动后，开启铸造室顶盖，转动旋转臂，对准定位标志，取出铸圈。

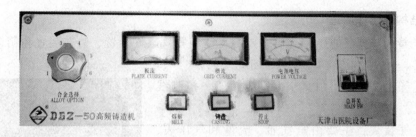

图 1 - 37 控制面板

3. 维护保养与注意事项

（1）两次铸造间隔时间必须超过 3 分钟。连续 3～5 次铸造后，应使设备在待铸状态下冷却 15 分钟，主要目的是冷却工作线圈，所以仍要对准定位标志。

（2）熔解过程中不可更换熔解档，如需更换，应先按停止按钮，档位调整好后，重新按下熔解按钮，再进行熔解铸造。

（3）每次铸造前，认真检查旋转轴与两个电极的接触是否良好。

（4）关机前设备应处于待铸状态，冷却 20 分钟，再关闭总电源。

（二）真空加压铸造机

真空加压铸造机也叫压差式铸造机，其主机结构分为熔解室和铸造室两部分。抽真空位于铸造室铸圈的底部，并一直保持到整个过程结束。在熔解室施以较低压力的氩气，以保护熔化过程中的合金。浇铸时提高氩气的压力，氩气将金属液推入材料转换腔，此气压一直保持到金属液凝固。此铸造机熔解合金的方式多采用中空水冷式线圈感应加热。在此铸造机中，金属液在几乎无空气的铸腔受到很大的冲击力，因此可消除冷铸圈中进行铸造的风险。因合金的熔化在氩气保护下进行，从而避免了合金成分的氧化，使铸件的物理性能更稳定。同时具有自动化程度高、体积小、容易操作等特点（图1 - 38）。

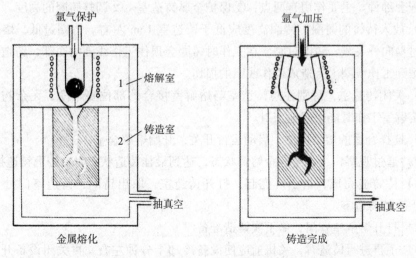

图 1 - 38 真空加压铸造原理

1. 结构与工作原理

（1）结构　真空加压铸造机主要由真空装置、氩气装置、铸造装置和箱体系统四部分组成。一般为柜式，可移动（图1-39）。

①真空装置：主要由真空泵、连接管、控制线路等组成。

②氩气装置：主要由氩气瓶、流量和气压表、连接管、控制线路等组成。一般氩气压力为0.3MPa。

③铸造装置：包括熔解室和铸造室。主要由电极、开关、托模架、档板、调整杆、氩气喷嘴、密封圈等组成。

④箱体系统：包括电源开关、熔解按钮、工作停止按钮、合金选择钮、铸造观察窗、水箱、通风口，以及铸造温度、时间显示、地线、电源线。

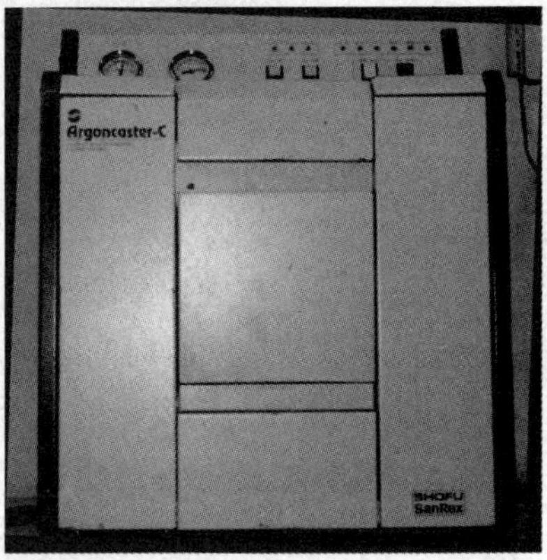

图1-39　真空加压铸造机

（2）工作原理　真空加压铸造机的工作原理为中空水冷式线圈感应加热熔融，具有熔解速度快，合金成分无氧化、无气泡等优点，有利于提高铸件的物理性能。

2. 使用操作

（1）接通电源。

（2）开启铸造机电源开关，观察真空表指针是否在规定的位置。

（3）打开氩气瓶子阀门，观察铸造机上氩气表指针是否在正常范围。

（4）开启熔解室门，将待用坩埚放入坩埚槽内，并锁定坩埚，固定锁片。

（5）将备好的合金放入坩埚，检查熔解室与室门接触的部位是否干净，有无异物，密封圈是否完好，确保仓门关闭后能很好地密封。

（6）打开铸造室，根据铸圈的不同，选择铸造用的耐火支撑保护装置。该装置是设备的配套部件。主要作用有两点：①保护金属铸造室。②调整铸圈的高度。

（7）放入待铸的铸圈，铸圈高度应低于铸造室1cm左右。铸圈过低，熔解合金进入铸圈时易向外飞溅；铸圈过高，在工作时铸圈会顶住工作线圈的底部，铸造时熔解合金易飞溅到工作线圈上，造成工作线圈的损伤。

（8）关闭铸造室，特别注意铸造室与熔解室接合的部位要干净，无杂物，确保铸造室与熔解室工作时能很好地密封。

（9）选择合适的熔解挡位，启动运行开关，开始熔解合金。

（10）通过观察口，观察合金熔解状态，达到最佳铸造状态时，按下铸造按钮。

（11）待铸造完成，指示灯亮起，打开铸造室，取出铸圈，铸造室门处于开启状态，便于冷却铸造室。

（12）打开熔解室仓门，做下次铸造准备。

（13）不再进行铸造时，关机前应使设备冷却十分钟左右，再关闭设备开关，切断供电电源，关闭氩气。

3. 维护保养与注意事项

（1）约三个月检查一次冷却水，水位不在规定范围时，应给予补充，所用冷却水应符合设备的要求。

（2）每两周清洁一次真空过滤器，每三个月更换一次。

（3）每三个月检查一次真空泵：①连接管道是否完好。②泵内过滤器是否符合要求。③检查油泵所需油量是否满足要求，是否需要更换。

（三）钛铸造机

用钛制作义齿有许多优点。钛的比重小，耐腐蚀，具有良好的生物相容性，在口腔中无异味，导热性低，不容易因冷热刺激而引起疼痛，而且具有良好的机械性能。钛具有 X 线的半阻射性，因此有利于加了冠的牙进行 X 光检查。但是钛熔点高（1680℃），化学性能活泼，有强大的吸收气体的能力。当温度高于 149℃时钛即开始吸收一些氢，当温度高于 705℃时钛开始吸收氧，当温度高于 805℃时钛开始吸收氮。因此，纯钛及含钛合金只可以在真空或惰性气体保护下进行熔化（图1-40）。

在牙科技术中，可以使用纯钛或钛合金。但是即使是"纯钛"也含有其他的成分。依据工业标准（GB/T 3620.1-2007），纯钛和钛合金按其杂质含量可分为多级（表1-1）。

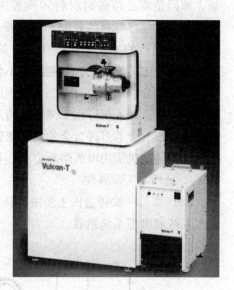

图1-40　钛铸造机

表1-1　纯钛和钛合金的机械性能维氏硬度（HV）

项目	维氏硬度（HV）	抗拉强度（N/mm^2）	断裂延伸率（%）
TA_1	120	350	45
TA_2	150	470	35
TA_3	170	560	25
TA_4	200	640	25

纯钛的性能取决于某些杂质的含量，杂质元素为铁（Fe）、碳（C）、氮（N）、氢（H）、氧（O）。氮（N）、氢（H）、碳（C）会提高钛的硬度和强度，并且可减小其断裂延伸率（图1-41）。

制作冠、桥和烤瓷牙建议使用 TA_1，制作铸造支架建议使用 TA_4。熔化后的钛液流动性差，铸造性能不良，因此铸造很困难。

早期的铸钛设备大多采用离心式铸造或差压式铸造原理，钛铸件内部经常出现气孔和边缘缺陷，成功率不能令人满意。

差压式铸造，材料转换腔内的气体只能通过包埋材料的孔隙排出，铸件内部气孔的发生率很高。同时，加压吸引方式没有特定的方向性和强大的吸引力，在铸造时无法得到稳定的速度是造成铸造不全的原因。

离心铸造比加压吸引铸造的铸全率高，原因是离心铸造时材料转换腔内的气体可通过包埋材料的孔隙和铸道排出，铸件内部气孔的发生率比较少。但缺点是流液有一定的方向性，有些部位不能达到，从而造成铸件不完整。

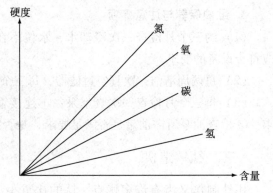

图 1-41 碳、氢、氮和氧对纯钛的硬度影响

采用离心、加压、吸引三力合一原理制造的钛铸机，兼有真空铸造、压力铸造和离心铸造的优点，不仅可用于纯钛的铸造，也可用于钛合金、贵金属合金、镍铬合金、钴铬合金、银合金等多种合金的高精密铸造。

纯钛铸造机采用电弧熔解方式，整个铸造过程在氩气保护下进行。

1. 结构与工作原理

（1）结构　钛铸造机主要由旋转体（图 1-42）、动力部分、供电系统、真空系统、氩气系统和电控系统组成。

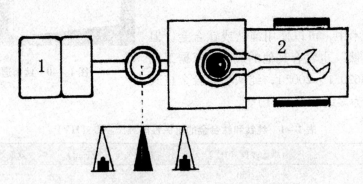

1. 平衡砣　2. 包埋体与材料转换腔

图 1-42 平衡示意图

①旋转体：内部为熔解室和铸造室，两室被隔盘分开，由铸模、坩埚、电极和配重组成。

②动力部分：包括电动机、飞轮、离合器、定位装置等。

③供电系统：包括直流逆变电源、电极装置等。

④真空系统：包括真空泵、高真空截止阀、真空表等。

⑤氩气系统：包括减压阀、截止阀、安全阀、压力表等。

⑥电控系统：包括程序控制电脑、各种电器元件、数码显示器等（图 1-43）。

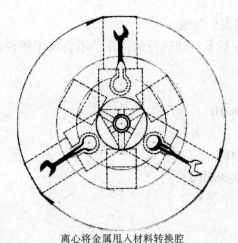

离心将金属甩入材料转换腔

整体旋转，离心力（甩）、氩气压力（推）、真空（吸）共同作用，完成铸造

图 1-43 钛铸造机

（2）工作原理 在真空和氩气保护下，直流电弧对坩埚中的金属加热，使之熔解，在铸造力作用下熔解的金属充满材料转换腔，完成铸造。

①抽真空：钛料和铸圈分别放在熔解室和铸造室内，两室隔开，且均与大气隔离，两室同时抽真空。

②氩气：熔解室内充氩气，铸造室继续抽真空，维持约五秒，使熔解室材料转换腔内的残留空气通过包埋材料进一步清除（图 1-44）。

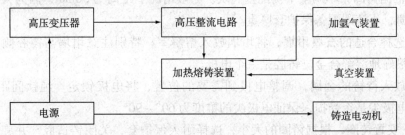

图 1-44 钛铸造机工作原理示意图

③电弧熔解：采用非自耗电极电弧加热的凝壳熔铸法，以高频电弧，直流电弧加热，大电流通过被电离的氩气和钛锭，使铸料熔化。

④铸造：当钛料全部熔化，瞬时停止充氩气（铸圈内接近真空），电弧未停离心铸造立即开始。

⑤飞轮储能释放：飞轮提前蓄能，当离合器合时，旋转体突发性转动，熔化的钛液高速射入铸模腔，充满铸模腔内。钛液从静止到充满铸模腔的时间越短越好，加速度越大越好（以不至冲坏型腔为限度）。

⑥氩气加压：当钛液进入铸模腔尚未凝固前，即以压力为 0.3MPa 的氩气加压。而铸模腔外部仍在抽气，通过包埋材料的透气性吸引钛液，减少腔内的余气和包埋材料受

热发生的气体，防止铸件发生气泡。

以上过程是在程序控制下自动进行的，几乎不会发生铸件内有气孔的现象，成功率高。

主要技术参数：

电源　　　　220V，50/60Hz

功率　　　　80KW

熔解电流　　50～300A

氩气压力　　0.2～0.35MPa

最大熔金量　40g

熔解时间　　92s

2. 使用操作

（1）接通电源，开启设备供电电源开关，开启铸造机开关，打开氩气瓶阀门。

（2）观察真空和氩气压力指示是否在规定的范围。

（3）根据不同的金属选择不同的工作电流。

（4）选择自动铸造或手动铸造。根据熔解合金的种类和合金量选择熔解时间。

（5）按下启动键，保护窗自动打开，铸造臂旋转至水平位置，照明灯亮。

（6）打开铸造腔。①检查铸造腔的密封胶圈是否有损伤，能否很好地密封，否则更换。②检查石磨垫是否有严重损伤，确定石磨垫与铸造室顶盖是否接触紧密。

（7）根据铸圈大小调整平衡配重阀块。一般情况下距离为50mm，因为大铸圈配备保护套轻薄，小铸圈配备保护套厚重。

（8）选择合适的石墨坩埚，将坩埚放入熔解室。特别注意坩埚与铸腔侧壁接触良好，才能很好地溶解合金。铸腔是一个电极。

（9）放入待铸的金属，调整电极到需要的位置，将电极锁定。纯钛间距约5mm。注意观察电极尖是否受损，保证电极尖的锥度为60°～90°。

（10）安置铸圈，根据铸圈的大小，选择耐火保护套，关闭铸造腔，并旋紧顶盖旋钮，注意铸圈的铸造口要对正铸造腔与熔解分离盖中间的圆孔，顶盖旋钮过紧，易造成密封不好和保护套破裂。

（11）检查密封性，按下密封检测键，看密封是否完好，如显示密封不良，认真检查：①分离盖两侧的密封圈。②铸圈是否过高。③观察旋钮是否旋紧。④下方排污口是否旋紧。⑤顶部真空过滤器是否旋紧。

（12）按下运行开始键，保护窗关闭，铸造程序开始运行，随时通过观察口观察熔解情况。当金属熔解到铸造条件时，按下铸造键，完成铸造。

3. 维护保养与注意事项

（1）每周清洁一次真空过滤器，如果过滤器污染严重，会出现两个问题：一是真空度不好，二是损坏真空泵。

（2）定期检查旋转电极接触是否完好，并加注专用润滑脂。

（3）定期对放电电极表面抛光，加注专用润滑脂。

四、金沉积设备

金沉积是利用电镀原理把金沉积在代型上以形成纯金内冠的设备。金溶液是金沉积的决定因素。金在溶液中以铵－金亚硫酸盐化合物的形式存在，分子式（NH_4）[Au（SO_3）$_2$]。该化合物在水溶液中离解成为金铵化合物阳离子和亚硫酸阴离子。在电流的作用下，金铵化合物在阴极表面被分解，当铵以还原产物留在电解质溶液中时，纯金便沉积在镀件上。

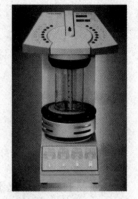

（一）结构

金沉积设备主要由底座、控制部分、加热部分、托座和间隔垫组成（图1－45）。

图1－45 金沉积设备

（二）使用操作

1. 将导电丝插入打好孔的代型内，用502胶粘接（孔与代型呈钝角），涂好银漆，干燥15分钟。

2. 打开电源开关。

3. 根据代型的数量、大小，选择合适的烧杯和间隔垫。

4. 把垂直支架拉到最高点，把托架从支架上取下（向前拨），将选择好的间隔垫和密封圈依次插入托架上。

5. 把导电丝从密封圈和间隔垫的细孔中穿过，从下向上穿。

6. 将托架插入支架。

7. 根据烧杯的大小，选择间缩环。先将间缩环放在加热板底座上，再将烧杯放入。

8. 根据代型的类型，选择相应的程序。金沉积套筒冠外冠用程序1，烤瓷冠用程序2。

9. 根据代型的大小和数量，设定相应的电流大小，最多可放入6个代型。

10. 设定代型数量和相应的电流大小后，程序会给出所需的电镀液的量。

11. 将电镀液和增亮剂倒入烧杯内，比例为10∶1。

12. 上下抽动导电丝，使代型位于电极下方第一排与第二排圆孔中间，代型牙尖的方向与密封垫箭头方向一致，为顺时针方向。

13. 向下压支架，使橡胶密封圈与烧杯口紧密接触。

14. 按开始键，程序将自动运行。金沉积外冠需要300分钟，烤瓷冠需415分钟。

15. 电镀结束后，向上拉起支架，待电镀部件滴尽水滴，拔出铜丝，取出代型，用清水清洗干净。

16. 将剩余金液收集起来，集中处理。

17. 关闭电源开关。

（三）维修保养与注意事项

1. 代型不能超过电极的最低处，也不能与电极相接触。
2. 每次电镀完后，用蒸馏水对仪器进行清洁，包括间隔橡胶密封圈及烧杯。
3. 每电镀 20 次，用专用冲洗液对正极进行一次清洁。
4. 每次用完后，把设备遮盖起来。

第三节　金属表面加工设备

一、手持打磨机

手持打磨机是技工室使用面最广、使用量最大的常规设备。石膏、塑料、瓷和各种金属的磨削、抛光都要使用这种设备。手持打磨机分为有碳刷和无碳刷两种，随着微型电机制造技术的改进和提高，大扭矩无碳刷手持打磨机的使用越来越广泛，有碳刷打磨机的使用正在逐渐减少。

（一）结构与工作原理

手持打磨机主要由电源控制器和手持打磨机机头两部分组成（图 1 - 46）。

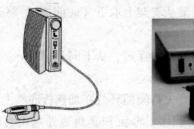
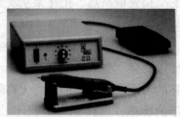

图 1 - 46　不同控制器的两种手持打磨机

手持打磨机机头由驱动微电机和机头两部分组成（图 1 - 47）。

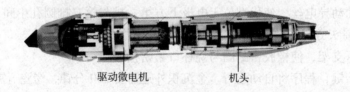

驱动微电机　　　　　　机头

图 1 - 47　手持打磨机机头的构造

（1）驱动微电机　可分为有碳刷和无碳刷两种。有碳刷微电机效率较高，不易发热，重量轻，转子惯性小，易制动，适宜进行精细雕刻和打磨。无碳刷与有碳刷的结构基本相同，只是没有碳刷摩擦引起的火花，因而使用寿命更长，且扭矩更大，已逐渐取代有碳刷微电机。

（2）前机头 其实就是装有弹簧夹（也叫三瓣簧）的空心主轴。在主轴的前后都装有轴承。由于在切割和打磨时，对轴向施加垂直的压力，所以轴承的厚度、大小和质量直接影响它的使用寿命。机头上都有防尘垫，可以防止切割和打磨时产生的粉尘和金属颗粒进入轴承和外壳内，以减小轴承的磨损，进而减少轴承因摩擦阻力增加产热，延长使用寿命。

加装车针的运动装置扳动困难，多是由于防尘不良和清洁不及时导致细小粉尘侵入所致。维修时必须将机头全部支解，清洗干净，重新装配。

手机抖动是由于驱动电机和手机前端不同芯造成的，发生这种情况要及时维修，否则会造成机头使用寿命缩短，影响切割和打磨效果。

使用手机时，切忌过大地施加压力，最大压力不得超过 5N，施力过大会带来三个问题：①烧坏马达和控制电路。②工件的加工温度升高，表面质量下降。③加快轴承的损伤，同芯度下降。

（3）电源控制器 就是将 AC220V 的电压转换成机头需要的电压。一般为 36V 以下的安全电压。不同生产商和不同型号的设备输出电压和控制方式稍有不同。

（二）使用操作

1. 接通电源。
2. 将控制器上的电源开关拨至"on"位，且指示灯亮。
3. 根据实际情况设定转速。
4. 选择车针或砂石针，并夹持到打磨夹头上。车针一定要完全插入。
5. 用右腿先靠住档板，使其从最低速开始，直至所设定的转速。
6. 将所需打磨的材料进行打磨、切削或研磨。
7. 工作完毕后，关闭控制器上的开关，切断电源，并做好清洁工作。

（三）维护保养与注意事项

1. 当合上电源开关时，观察电源指示灯是否亮起。
2. 选择车针时，针柄的直径应符合相关标准。
3. 操作时，需戴安全防护镜或安装防护玻璃。
4. 经常保持机头的清洁。
5. 定期清洁微型电机及机头内的粉尘。
6. 不要在夹头松开的情况下让机头通电旋转。
7. 尽量防止碰撞和摔打微型电机，以免损坏电机。

二、高速切割机

高速切割机适用于对合金的切割、磨削、修整和抛光等。金属切割打磨机品种较多，大致可以分为两类：一类是电机与机头做成一体（图 1 - 48），转速在 5000 ~

50000r/min。特点是运转更平稳，同芯度非常高，转速可灵活调整；缺点是控制电路和机头都很复杂，扭矩相对较小。目前广泛使用的是工作机头与电机相分离，电机轴上有一个大的皮带轮，工作机头上装一个小的皮带轮，通过传送皮带带动机头高速转动（图1-49）。这种设备结构简单，结实耐用，转速一般在20000r/min左右。缺点是运转平稳性和转速比不上前一种设备。

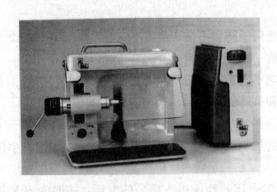

图1-48　电机与机头一体化的高速切割机

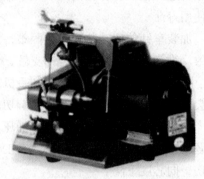

图1-49　皮带传动的高速切割机

（一）结构与工作原理

设备的结构见图1-50。

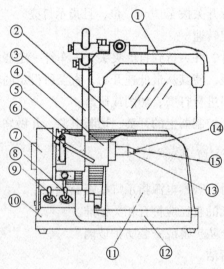

1. 灯罩　2. 防护板　3. 支杆　4. 机轴　5. 电机　6. 制动杠杆　7. 皮带罩　8. 灯开关
9. 电机开关　10. 底座　11. 档板　12. 排尘口　13. 卡头　14. 筒夹　15. 芯轴

图1-50　高速切割机结构图

（二）使用操作

1. 将机器放在水平的工作台上，确保切割机放置平稳。
2. 接通电源，确认电源电压与机器要求的电压一致。

3. 打开照明开关，调整好防护板。

4. 选择合适的打磨和切割工具。

5. 向左扳转杠杆，打开筒夹，将夹石针放入筒夹，夹石针一定要完全插入，向右扳转杠杆，在扳转杠杆时，一定要注意缓慢和平稳。

6. 如要更换夹石针，应先关闭电机开关，等机头完全停止转动后，方可更换。

7. 如不再进行操作，应先关闭电机开关，再关闭灯泡开关，最后断开电源。

（三）维护保养与注意事项

1. 维护保养

（1）筒夹的调整　向左扳转杠杆，打开筒夹，从制动杠杆底部旋出扳手，将扳手插入筒夹，调整筒夹的松紧。逆时针为松，顺时针为紧。

（2）机轴失灵处理　①清洁筒夹。②确保筒夹没有生锈。③筒夹是否可调整。④检查筒夹是否损坏。⑤如果机轴被塞住，通常是筒夹的问题。如机轴仍失灵，需请专业维修人员。

2. 注意事项

①使用本机时，必须戴安全防护镜，以免切割时意外物体飞溅入眼睛。

②在使用前，确认皮带罩装好。

③在使用时，切勿在没有芯杆或夹石针等工具插入时关闭筒夹，更不能在没有芯杆或夹石针等工具插入时转动机轴。

三、喷砂机

喷砂机用于清除各种铸件的表面残留物和基底冠的表面粗糙化处理。喷砂机有三种类型，可满足不同的工作需要。

①手动型：即喷嘴固定在机箱内，手持铸件在喷嘴下进行喷砂处理。这种设备喷嘴内径大，出砂量多，力量大，有效喷射面积大，效率高；缺点是砂束粗，不适合对工件进行精细处理。

②自动型：即将铸件放在转盘上，转盘一边旋转一边对铸件进行喷砂处理。与手动型相比，节省人力，但效率和处理效果略差，一些铸件需要再次处理。

③笔式喷砂机：喷头有0.5mm、0.8mm、1.3mm多种内径，砂束集中，常用于基底冠表面粗糙化处理。

（一）结构与工作原理

1. 结构

喷砂机由以下部件组成：

（1）滤清器　滤去压缩空气中的油污、水分和杂质。

（2）调压阀　调整供喷砂用的压缩空气的压力，压力调整范围为0.4~0.7MPa。

（3）电磁阀　控制压缩空气的输出。

（4）压力表　显示压缩空气的输出压力。

（5）喷嘴　压缩空气带动金刚砂从喷嘴的小孔内高速喷出，打在铸件表面进行抛光。

（6）吸砂管　利用压缩空气喷射时产生的负压吸取金刚砂。

（7）转篮　自动喷砂机有一转篮，用于放置铸件，在喷嘴下自动旋转，保证喷砂能均匀地喷到铸件各个表面。

（8）定时器　自动喷砂机有一个定时器，可选择自动工作时间。

滤清器、调压阀、电磁阀、压力表、开关和定时器装在箱体外。箱体内工作仓有照明灯、喷嘴和吸砂管。箱体正面有个视窗，可以观察工作仓内的工作情况。自动喷砂抛光机还包括转篮和自动旋转系统。

不同粒度的砂粒可选择不同的喷嘴。喷嘴采用高硬度的耐磨材料制成（硬质合金钢或陶瓷材料）。

2. 工作原理

空气压缩机为喷砂机提供气源，经滤清器过滤，又经调压阀调定喷砂压力，接通电源，电磁阀工作，压缩空气从喷嘴喷出，并带动金刚砂一起从喷嘴射出，对铸件表面进行抛光。

喷砂机的主要技术参数：

电源　　　220V，50Hz

气源压力　　0.6 ~ 0.8MPa，排气量　0.15m³/min

喷砂压力　　0.4 ~ 0.7MPa

（二）使用操作

1. 笔式喷砂机（图1-51）

（1）接通电源，打开灯开关。

（2）旋转转换开关，选择笔头。

（3）将要清洁的铸件放入工作仓。

（4）把手伸进工作仓，拿起所选取的喷笔对准要清洁的铸件。

（5）用脚踩下脚踏开关，砂从笔头喷出。

（6）清洁干净后，松开脚踏开关，拿出铸件。

2. 自动喷砂机（图1-52）

（1）接通电源。

（2）打开顶盖，将要清洁的铸件放入转盘，盖上顶盖。

（3）设定清洁时间，将旋转定时开关旋到所需要的时间。

（4）在设定时间内，喷砂机自动工作。

（5）达到设定的时间后，打开顶盖，取出铸件。

（6）使用完后，断开电源。

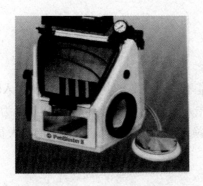

图 1－51　笔式喷砂机

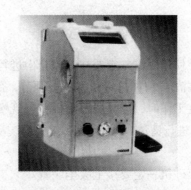

图 1－52　装有转盘的自动喷砂机

3. 手动多功能喷砂机（图 1－53）

（1）接通电源。

（2）观看压力指示表是否在规定的范围内，一般为 4～5MPa。调节压力指示表到规定范围内。

（3）打开灯开关。转动选择开关，选择喷砂工作头。

（4）打开顶盖，把铸件放入工作仓。

（5）把手伸入工作仓，拿起铸件，并将喷嘴对准铸件。

（6）踩下脚踏开关，进行工作。有的喷砂机无脚控开关，盖上盖后，自动开始工作。

（7）工作时一定要通过玻璃防护镜观察，将杂物清洁干净即可。喷砂时间过长，会损坏铸件。

（8）工件清洁干净后，松开脚踏开关，取出铸件。

（9）关闭灯开关，断开电源。

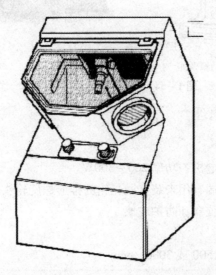

图 1－53　带有三个笔喷和一个粗喷的多功能喷砂机

（三）维护保养与注意事项

1. 在使用时，一定要在工作仓内进行清洁。

2. 在清洁工件时，一定要盖好顶盖，否则可能不喷砂，或有砂子或其他杂物飞入眼睛。

3. 在工作时，如喷头不出砂：①观察压力指示表是否在规定范围。②如压力正常，拆下喷头进行清洁。③看是否有砂子，及时更换砂子。如仍不出砂，需专业人员进行维修。

4. 喷砂机一定要接上吸尘装置。

四、抛光机

抛光机主要用于金属支架和义齿基托的表面抛光。常用的抛光轮为直径 10 ~ 120mm、厚度 5 ~ 15mm 的綮轮或布轮。抛光时，工件和抛光轮接触面积较大，操作者需施加与转轴呈 90°的力，因此抛光电机需要输出较大的扭矩。抛光机电机的功率一般为 200 ~ 300W。有一种自带吸尘和底座的抛光机，功能完善，设备自重 50 多公斤。安装方便，只需选择高度合适的工作台，将抛光机放平稳，接通电源就可使用。还有一种抛光机结构比较简单，重量也轻，但无吸尘装置，安装时需与工作台固定，还得加吸尘设备。图 1 – 54 中，左图为自带吸尘和底座的抛光机，右图为另安装吸尘器的抛光机。

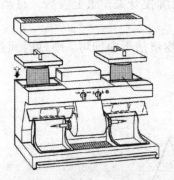
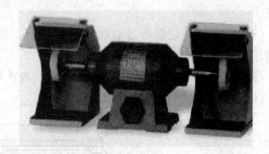

a. 自带吸尘和底座的抛光机   b. 安装了吸尘器的抛光机

图 1 – 54　两种不同结构的抛光机

（一）结构与工作原理

1. 结构

（1）转动平稳的低噪电机：功率 200 ~ 300W。

（2）电机轴：左右两端有用来装夹抛光轮的锥形螺旋轮头，左右的螺旋方向相反。

（3）存放抛光砂的橡胶盒和防护玻璃。

（4）照明开关。

（5）转速选择开关：1500 或 3000r/min。

2. 工作原理

抛光时装上选好的抛光轮，选择好转速，开启照明，启动电机，手持待抛光的工件，对准旋转的抛光轮进行抛光。

（二）使用操作

1. 接通电源。
2. 将专用的防护玻璃放在打磨抛光轮前上方。
3. 选择合适的转速。
4. 打开电机开关。
5. 将专用抛光砂的混合水涂在抛光的工件上，轻轻地将工件接触布轮或鬃轮进行打磨抛光。
6. 抛光完毕，关闭电机开关，断开电源。

（三）维护保养与注意事项

1. 在抛光时，一定要有专用的防护玻璃。
2. 在抛光时，工件必须牢牢把稳，然后轻轻地将工件推向用于抛光打磨的布轮或鬃轮，以防损坏工件或卡死电机，将电机烧毁。

五、电解抛光机

电解抛光机是利用电化学的腐蚀原理，对金属铸件表面进行电解抛光。它既可提高铸件的表面光洁度，又不损坏铸件的几何形状，是技工室基本设备之一。

电解就是直流电通过电解质溶液时，在阴阳两极引起氧化还原反应。在电解中，电能变成了化学能，这种变化发生在电解池中。与直流电源负极连接的是电解池的阴极（发生还原反应），与直流电源正极连接的是电解池的阳极（发生氧化反应），见图 1 - 55。

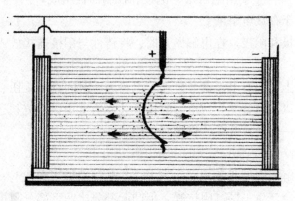

图 1 - 55 电解抛光原理

技工室使用的电解抛光机核心是电源变换器，即把普通交流电变换成 12V 的直流电。另一个重要部分是电解池。电解池内装有环形的阴极（负极）。电解时给电解池加注酸性电解液，需要注意的是，电解液不要超过阴极接线端子。阳极悬在电解池上方，用来连接待电解的工件。阳极支臂可以摆动，这样工件电解性较好。悬挂电解工件时需要特别注意两点：一是工件阳极的连接要稳定可靠；二是工件摆动时不能接触阴极，防止发生短路现象。电解的过程就是在电解池中令工件表面熔解掉一层金属。此过程中出现一个典型现象：表面凸出部分的熔解过程发生最早也最强烈。输入的电流越大，熔解进程越快。新的电解液的熔解速度比用了一段时间的电解快。工作温度在50℃左右时，电解效果最佳（图1-56）。

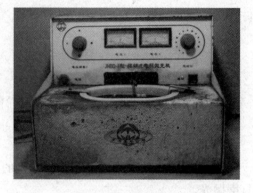

图1-56　电解抛光机

（一）结构与工作原理

1. 结构

电解抛光机主要由电源及电子电路和电解抛光箱两部分组成。

（1）电源及电子电路　是提供电解抛光时所需的电流并控制抛光时间的部件。进行电解抛光时，需要根据铸件的大小和抛光程度选择电流的大小和抛光时间。电解抛光机的电子电路由整流电路、时间控制电路、电流调节电路和电流输出电路等组成。

①整流电路：是将经过变压器降压后得到的20V交流电，经整流滤波变成直流电，供后续电路使用。

②时间控制电路：是利用调节电容充电电流的大小来控制抛光时间。

③电流调节电路和电流输出电路：电流调节电路用于改变抛光电流的大小，调节范围在0~25A；电流输出电路是为了改善输出功率，满足抛光时所需电流值。

（2）电解抛光箱　主要由电解槽、电极和控制面板组成。

①电解槽：用于存放电解液。

②电极：分阳极和阴极。在电解抛光时，将铸件与阳极连接放入电解液中，阴极接电解柄。

③控制面板：上面装有电流调节旋钮、电流表、时间调节旋钮、电源开关、电源指示灯、关机按钮，以及电解抛光或电镀转换开关（有些电解抛光机还可以对铸件进行电镀处理，因此设置一个转换开关，供选择使用）。

2. 工作原理

抛光铸件在电解液中处于正电位（阳极），电解槽处于负电位（阴极）。在电场的作用下，铸件表面会产生一层高阻抗膜，但凸起部分比凹下部分阻抗膜薄，因此凸起部分先被电解，整个表面逐渐平滑光洁。原理如图1-57。

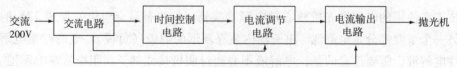

图1-57　工作原理图

（二）使用操作

1. 将电解液倒入电解槽内。
2. 将电解液搅拌均匀，接好电极。
3. 用不锈钢螺丝挂牢铸件，放入电解液中。
4. 打开电源开关，根据铸件的大小、电解液的温度，调节好所需的电流和时间。
5. 抛光时间结束后，电流表为零。抛光结束。

（三）维护保养与注意事项

1. 电解液不要洒在电极接线柱上，以免腐蚀，造成接触不良。
2. 电源电压要稳定，与抛光机使用的电压一致。
3. 经常检查电解槽，看看有无破裂现象。
4. 抛光时要随时注意铸件正电位的连接是否良好。

六、镀金仪

镀金仪主要用于对金属烤瓷冠的冠内、钴铬支架的表面进行电镀，也用于双套冠内外冠之间摩擦系数的调整。

（一）结构与工作原理

1. 结构

镀金仪主要由控制部分、电极、清洗池和镀金池等组成（图 1 – 58）。

2. 工作原理

首先通过电解去除金属冠上的杂质，再通过电离氧化还原反应，将金从金液中电离出来，吸附在金属冠上。

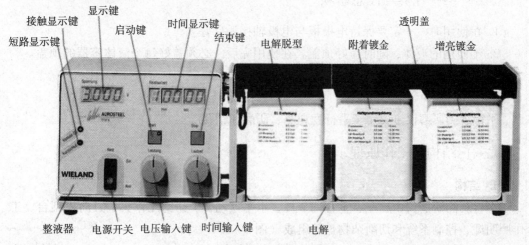

图 1 –58 镀金仪结构

（二）使用操作

1. 将镀金仪放在水平的操作台上。

2. 接通电源，打开电源开关。

3. 整个镀金过程分为三步，即清洗、一次镀金、二次镀金。

（1）清洗 ①将电极板与电极轴连接，并放入清洗液中；②将金属内冠或支架挂在电极板上；③设定清洁电压和清洗时间（一般为 12 分钟）；④按下开始键（即 start 键）。

（2）一次镀金 金液中金含量较少，只是在金属表面进行微量镀金，镀完后金属表面只稍有点黄色，色泽较浅。①将金属冠拿到激活液中激活；②移动电极块到一次镀金液中，并保持与电极轴接触良好；③设定镀金时间（一般为 20 ~ 30 分钟）和镀金电压（一般为 3.0V）；④按下开始键（即 start 键）。

（3）二次镀金 金液含量较多，镀完后色泽深，有光泽。①移动电极块到二次镀金液中，并保持与电极轴接触良好；②设定镀金电压（一般为 3.0V，根据金属冠的大小稍有不同）和镀金时间（一般为 30 分钟，根据金属冠的大小稍有不同）；③按下开始键（即 start 键）。

4. 时间和电压的设定

（1）设定时间 每向下按一次时间设定按钮，时间加 30 分钟，共有 0 ~ 9 小时 30 分，20 个等级，到最大时，再按返回 0 小时。旋转时间设定按钮可进行微调，顺时针为增加，逆时针为减小，调节范围为 10 ~ 30 分钟。

（2）设定电压 共有 3V 和 7V 两档。第一次电压设定按钮，电压为 3V，第二次为 7V。旋转按钮可进行微调（顺时针为增加，逆时针为减小，可调节范围为 1V）。

5. 镀金完毕后，从镀金液中取出内冠，取下电极板，盖好保护盖。

6. 关闭电源开关，切断电源。

（三）维护保养与注意事项

1. 在使用时，一定要保持电极板与电极轴接触良好。

2. 不使用的液体，随时盖好顶盖。在使用完后，必须盖好每个液体容器的顶盖。

七、平行观测研磨仪

平行观测研磨仪主要用于平行度观测、研磨和钻孔。

（一）结构与工作原理

1. 结构

平行观测研磨仪由底座、垂直调节杆、水平摆动臂、研磨工作头、万向模型台、工作照明灯、控制系统和切削杂物盘等组成（图 1 - 59）。

（1）底座 是该设备的基座，在其上安置垂直调节杆、控制系统、万向模型工作台、数字显示面板、电源、所有操作部件、开关及工作照明灯。

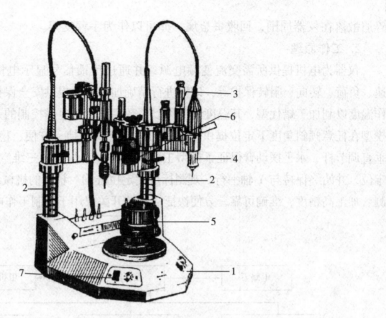

1. 底座 2. 垂直调节杆 3. 水平摆动臂 4. 研磨工作头 5. 万向模型台 6. 工作照明灯 7. 控制系统

图1-59 平行观测研磨仪结构图

（2）垂直调节杆 垂直安置在底座上，其上的结构可以保证水平摆动臂沿垂直调节杆长轴方向移动并锁定在任意高度。垂直调节杆上刻有垂直高度标尺，以标示水平摆动臂的工作高度。

（3）水平摆动臂 安置在垂直调节杆上，可以绕垂直调节杆做圆周移动，沿垂直调节杆长轴方向移动，沿摆动臂方向移动并锁定在空间的任意位置，以保证安装在其末端的研磨工作头能有效覆盖模型工作区全部范围。研磨工作头中心垂线（平行观测杆长轴方向）与垂直调节杆长轴方向的平行度，是保证观测和研磨精度的重要条件。这一精度由水平摆动臂及系统的加工、安装精度来决定。

（4）研磨工作头 该工作头可以夹持平行观测杆、研磨电机、平行电蜡刀。

（5）万向模型台 分为模型固定器和模型台固定装置。万向模型台通过模型台固定装置由强磁力固定在底座上，接通电磁开关，便可紧固在底座上。关闭电磁开关，又可以在底座平面上自由移动。通过模型固定器的固位螺钉可将模型锁定在模型固定器上。模型固定器可以绕设置在模型台固定装置上的球形支座任意方向转动、推起或移下。设在底部的中心限位环，可使模型固定器固定在限定位（0度）或自由转动。在电磁铁锁定期间也可做以上调整。

（6）工作照明灯 工作照明灯采用高亮度的卤素光源，为工作区提供适度照明。

（7）控制系统 控制系统主要指仪器的电器控制系统，由电源及电源开关、电蜡刀温度控制、数字显示面板、照明工作灯和万向模型台固定开关等组成，控制电机的转速、切削力矩、电蜡刀的工作温度、照明和万向模型台的磁力固定。为了适应口腔技工的工作习惯，仪器配有脚控开关，控制研磨电机工作。

（8）切削杂物盘 切削杂物盘安装在基座平板四周，收集切削废弃物，防止切削碎屑散落在仪器周围，回收贵金属，亦可以作为手臂支架。

2. 工作原理

仪器为电机提供所需交流变频电源，并通过反馈信号显示电机实际工作状态，如转速、负荷、转向、阻转保护等，以便进行精确加工，并提供安全保护。通过调节电蜡刀工作温度以利加工蜡代型，其温度调节可以用数字显示。电磁控制的万向模型台，电磁铁为模型在任意倾斜角度下定位提供了固位力，使定位快捷、方便、稳固，解除容易。底座、垂直调节杆、水平摆动臂保证了模型工作头在模型工作区的三维空间中任意移动、调节、定位，并始终保持与 Y 轴平行。观测标尺使定位准确。精密的机械结构保证了对模型的观测、加工高精度，准确可靠，方便快捷。脚控开关仅用于控制工作电机（图 1-60）。

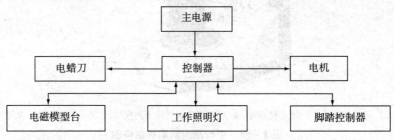

图 1-60 平行观测研磨仪工作原理示意图

（二）使用操作

1. 使用环境条件：温度 0℃~40℃，最大环境湿度 90%。

2. 电器连接：供电电压必须与机器标注电压一致。将电源线插入仪器后部电源插口，然后将插头插入供电网。

3. 调整、锁定模型：将水平摆动臂向外移开，将单颌模型置入模型固定器，用固位螺钉将模型锁定在模型固定器上，用目测初步确定模型的空间位置，转动模型固定器，使模型到达预定位置。在工作头上换上平行观测杆，观察模型位置是否理想，并进行精细调整，直至得出满意的共同就位道，此时的模型位置即是模型工作位。锁定中心限位环，打开电磁开关，使模型定位。

4. 工作头高度调节：高度调节可以通过调节水平摆动臂在垂直调节杆上的位置进行粗调。在水平摆动臂与工作头之间常设有精调结构，实现工作头高度的精细调节。有些厂家的设备可达到极高的垂直精度。具体调节方法参照具体设备的使用说明书。

在水平摆动臂上一般设有定位螺栓及水平摆动臂定位记忆装置。当水平摆动臂通过定位螺栓固位后，更换车针时，打开定位记忆装置，将水平摆动臂移开。换针后，依靠定位记忆装置水平摆动臂可精确恢复原工作位。这是此类设备一个十分重要的功能。

5. 调节和固定摆动臂中的标尺高度，调节标尺卡盘。

6. 调整电蜡刀，配上合适的加热部件和电蜡刀头；调节工作温度，进行蜡代型修整。

7. 根据需要调节研磨电机的工作参数，接通脚控开关，进行模型的磨削、钻孔、铣削等加工。

8. 更换车针：切断电机电源，打开车针夹头，更换车针，旋紧夹头。标准型夹头装有直径为 2.35mm 的车针夹持器，也可选装直径为 3.0mm 的车针夹持器。

9. 更换夹持器：切断基座背部主电源开关，用夹持器开启杆夹住工作头，防止其转动，用手旋出夹持器。旋入新夹持器到位。检查各项安装无误后，开启主电源开关，并检查所有功能。

（三）维护保养与注意事项

1. 高度调节固定螺丝必须始终与水平摆动臂接触，以防水平摆动臂滑落。
2. 当进行金属、塑料或蜡研磨时，应戴上防护镜。
3. 长头发操作者应将长发束起，并戴上帽子方可进行操作。
4. 若在较高温度下使用电蜡刀，应注意防止皮肤烫伤。
5. 仪器检查应由专业维修人员进行。
6. 仪器不用时，一定要拔下电源插头。
7. 勿用蒸汽、水或溶剂进行清洁，可用干净棉纱擦拭，并按使用说明加注润滑剂。
8. 清洁或检修仪器时，应断开电源。

八、激光焊接机

激光焊接机在牙科技工室的广泛应用始于 20 世纪 90 年代，是现代技工室最主要的焊接设备。相对于传统的火焰焊接、炉内焊接、电弧点焊和锡焊技术，激光焊接技术具有操作简单、焊接质量高、应用面广的优点，可用于固定桥与固位体的焊接、精密附着体的焊接、铸造空洞的修补、铸造支架的修补等（图 1-61）。

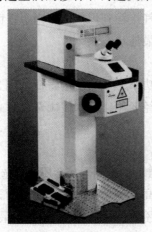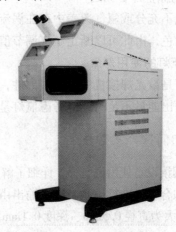

图 1-61 牙科激光焊接机

同样的激光焊接机，不同的操作者焊接质量差距很大。其关键是要针对不同情况选择合理的参数配置。

（一）主要参数及其意义

1. 脉冲电压

显示激光放电电压的大小。电压越高，激光输出的能量越多。其他参数不变时，焊接深度也随之加深。

2. 脉冲宽度

焊接时激光脉冲持续时间参数的可调范围为 0.5～20 毫秒。电压一定，脉宽大时，输出的能量就多。

3. 频率

即激光放电频率。频率越高，每秒发出的激光次数越多。在电压和脉宽恒定时，放出的热量越多。

4. 聚焦光斑直径

其又称离焦量，是指激光光束的直径，可调范围 0.2～1.5mm。如其他参数不变，光斑直径越小，单位面积上的能量就越大，焊接深度就越深；光斑直径越大，单位面积上的能量就越小，焊接深度就越浅。

（二）影响焊接的因素

除以上主要参数外，尚有以下因素对焊接质量有影响：

1. 被焊金属的导热性能

金属导热性能越好，激光能量损失的部分就越多。要满足同一焊接目的，输出能量相关参数也须相应提高。

2. 氩气的保护是否充足

如果氩气不充分或氩气覆盖中存在涡流，氧气接触到焊接面，则焊接面的颜色立即会变成五颜六色，由此可以断定氩气调节值不是最佳状态。

3. 脉冲氙灯的使用寿命

脉冲氙灯是激光焊接机中的易损部件，额定功率下平均使用寿命为闪光 106 次。如电压不低而输出能量不足时，应考虑氙灯是否已经老化，已到使用寿命时必须更换。

（三）如何选择参数配置

1. 认真阅读设备使用说明书，详细了解厂家推荐的不同焊接金属的可选择参数范围。

2. 用已知合金片进行试验。能量输出由低向高逐渐增加，使金属表面开始出现小熔点，当熔点扩大为直径 0.5mm、深度 0.1mm 的熔区时，可取其相关参数为最低调节值。

3. 要针对不同的加工目的进行试验和选择。如用于工件打平时离焦宜稍大，电压中等强度即可；如要给工件补洞，脉宽、电压、离焦宜选小值；如要给工件焊接，脉宽和电压宜稍大，离焦大于补洞、小于打平；如要消除工件在模型上就位时的翘动，脉宽、电压须更高，离焦稍大于补洞、小于打平和焊接。

反复试验，获取经验是取得最佳参数配置的唯一途径。有经验的操作者会对激光能量大小有"感觉",手持工件,开关一踩就可判断能量大小是否合适,并立即作出相应的调整。

(四) 结构与工作原理

1. 结构

口腔激光焊接机主要由脉冲激光电源、激光器、工作室、水冷却系统以及控制和显示系统四部分组成。

(1) 脉冲激光电源　有单一脉冲和连续脉冲两种形式,为氙灯和激光器提供电源。目前常用的最大脉冲能量为 40~50J,脉冲宽度为 0.5~20ms。

(2) 激光器　由激光棒、光泵光源、光学谐振腔和冷却系统组成。

①激光棒:常用的晶体棒为 Nd:YAG (钕) 晶体,波长为 1060nm (红外区)。晶体棒的质量好坏会影响激光输出能量的大小。

②光泵光源:常采用脉冲氙灯作为光源。脉冲氙灯放电时,绝大部分电能转换成光辐射能,一部分电能转换成热能。

③光学谐振腔:可控制输出激光束的形式和能量。

④冷却系统:常为封闭的冷却循环水,以降低光泵光源和光学谐振腔内温度。

(3) 工作室　由固定架、放大目视镜、激光发射头,以及真空排气系统或氩气保护装置等组成。

(4) 控制和显示系统　可选择焊接面焦点直径和脉冲时间并显示,也可选择合金种类等,并可编程。

2. 工作原理

通电后脉冲激光电源工作,使脉冲氙灯放电,激光器产生脉冲,激发激光棒发出激光,再通过光学谐振腔谐振后输出激光。该激光在导光系统和控制系统作用下,以一定焦点直径、能量聚焦于焊点上,熔融合金产生焊接。工作原理如图 1-62 所示。

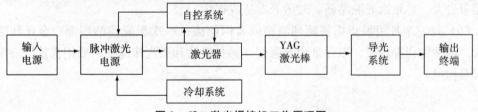

图 1-62　激光焊接机工作原理图

(五) 使用操作

1. 接入水源和电源。

2. 打开电源开关,选择激光启动,再按下 enter 键。

3. 根据要焊接工件的材料、大小和厚度等,设定焊接参数。

4. 将要焊接的工件放入工作室。

5. 根据不同工件,调节适合焊接的参数(参数的调节参见机器的使用说明书)。

6. 设定好参数后,在放大镜下,将要焊接的点对准十字标尺的中心点。

7. 踩下脚踏开关,注意双眼直视放大镜,保证焊接点的准确。

8. 工作完毕，选择激光启动项为 X，关闭激光器，再关闭电源开关。

（六）维护保养与注意事项

1. 使用环境

工作环境要清洁、干燥、少尘土，不允许有油污。如果腔体里的镜片上有灰尘污染、霉变等异常现象，会导致光学组件在强激光照射下损坏。

2. 保养注意

（1）严格按照开关机顺序进行操作，避免人为地缩短机器的寿命。

（2）每天保持机器的清洁。

（3）由于牙科的焊接材料多为钛合金等，反射比较严重，每两周用脱脂棉签蘸取纯酒精或者丙酮擦拭一次观察镜的镜片和聚焦镜镜片的保护玻璃（擦拭镜片时要用棉签沿一个方向轻轻擦拭）。

（4）两周更换一次冷却水。水是最好的冷却介质。如果水里有太多的杂质，水中导电离子的干扰会影响光功率（最好使用去离子水，如果使用环境洁净，可延长更换水的周期）。由于循环水会接触到激光棒，如果循环水不及时更换将会有如下影响：

①激光棒表面被污染，导致激光功率下降。

②导致激光反射腔体（有金属镀层反射体和陶瓷反射体）反射效率下降。

金属镀层反射体表面镀层（镀金或镀银）受到不干净的水污染，会使表面镀层损坏，或造成镀层脱落，从而使反射效率和功率降低，故需重新镀金或镀银，维修价格较高。

陶瓷反射体表面被污染，会导致反射效率和激光功率下降，由于陶瓷反射体表面可以清洗，故维修成本较低。

（5）注意保证合适的循环水温度，要求循环水温度和环境温度的温差不高于4℃。假设环境温度为30℃，则循环水的温度最低调整为26℃，这样可以避免由于激光腔内外温差过大，导致激光腔结露，对激光器造成损坏。

（6）每三个月用脱脂棉签蘸纯酒精或者丙酮擦拭一次激光棒的端面、全反和输出镜片，清洗陶瓷腔内壁，以保证出光强度（擦拭镜片和激光棒端面时要用棉签沿一个方向轻轻擦拭）。

思 考 题

1. 为什么要使用壁挂式石膏储存箱存储石膏？
2. 如何保养真空搅拌机？使用过程中应注意什么？
3. 干式和湿式石膏模型修整机有哪些不同？
4. 失蜡炉主要由哪几部分构成？
5. 牙科铸造机从原理上可分为几类？各有什么优缺点？
6. 程控茂福炉主要控制指标有几个，是什么？
7. 使用手持打磨机施加压力过大会导致什么不良后果？

第二章 义齿塑料部件成型设备

📖 知识要点

本章共介绍五种义齿塑料部件的成型设备，要求熟悉冲蜡机、聚合器的工作原理、用途及操作方法，了解注塑机、压力锅、光聚合机的特殊用途，了解义齿部件由蜡转换成塑料的过程。

在技工室，塑料主要用于制作活动义齿。塑料的加工分为准备、成型和表面加工三个阶段。塑料成型与金属成型的准备和表面加工设备基本相同，本章着重介绍塑料成型的设备。塑料成型的方法主要有四种：模压模注热聚合成型、光固化成型、热熔压铸成型和室温聚合成型。

第一节 冲 蜡 机

一、用途

在活动义齿的制作中，很重要的一部分工作是将做好的蜡模置换成最终的塑料。冲蜡机就是利用开水来完成去蜡工作，专业术语称其为失蜡（图2-1）。

二、结构与工作原理

1. 结构

冲蜡机由储水箱、加热器、循环水泵、固定喷水头、可移动喷水头、水流转换开关、工件放置设施、熔化蜡液清除设施、电机和控制部分组成。

2. 工作原理

当储水箱中的水加热到90℃时，循环水泵启动，将水泵向喷头，从喷头喷出的热水喷到待处理的工件上，工件上的蜡在热水的冲刷下慢慢熔化并冲到储水箱中。储水箱中的蜡

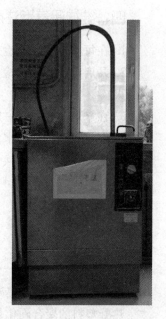

图2-1 冲蜡机

清除毛刷将漂在水面上的蜡液清除，水经过加热后循环使用。

三、使用操作

1. 接通电源，打开电源开关。

2. 查看温度控制器，看温度设定是否符合要求。如不符合，重新设定温度到所需要求。一般在80℃~100℃。

3. 加热指示灯亮，当温度达到设定温度时，指示灯灭，可以进行冲洗。

4. 装盒模型采用自动冲洗，支架和灌胶一般用手动冲洗。

5. 使用自动冲洗时，先冲盒，后冲蜡。

（1）打开自动冲洗箱顶盖，取出托架，将型盒放在托架上，把托架放入冲洗箱，盖好顶盖，设定冲洗时间，大约十分钟。按下自动冲洗开关，设备自动冲洗型盒。

（2）待时间到后，设备自动停止冲洗，取出托架，打开型盒，进行冲蜡。将有模型的一半型盒放入托架，将托架放入冲洗箱，盖上顶盖，设定冲洗时间3~5分钟。设定好时间后，按下冲洗开关，设备自动冲洗。

6. 冲洗灌胶模型时，使用手动冲洗。

（1）将型盒放在顶面托架上。

（2）将手动冲洗开关旋至冲洗位置，开始冲蜡。

（3）注意观察盒内情况，达到冲洗要求后，关闭开关，将冲洗开关旋至关闭位置。

（4）将型盒从托架上拿出。

7. 如需进行下一次冲洗，按步骤5、6进行操作。

8. 在一个工作日结束后，关闭电源开关。

四、维护保养与注意事项

1. 在每次使用前，检查溢蜡池是否已满，要及时清理溢蜡池。

2. 开启电源开关后检查水位指示灯，如灯亮则表示水不够需要补充水，加水至指示灯灭。

3. 在拿取型盒时，一定要戴专用的手套，以防止蒸汽或型盒将手烫伤。

4. 在使用过程中，水量会逐渐减少，应及时补充。

5. 定期彻底清洁和换水。

第二节 聚合器

一、用途

聚合器是用来加热热凝塑料使之聚合的设备。

热凝塑料的聚合硬化是单体（MMA）聚合成链状或网状大分子的化学反应。该反应起始阶段是吸热反应，引发剂过氧化苯甲酰（BPO）吸收热量产生自由基，引发单体聚合，起始温度为60℃～70℃。一旦聚合开始，就会在短时间内放出大量热量，使塑料温度迅速上升。由于石膏是热的不良导体，必须使聚合器水温保持在较低水平（维持70℃左右）以利塑料聚合产生的热能顺利散发。否则，塑料温度可能会超过 MMA 的沸点（100.3℃），造成未聚合的 MMA 大量蒸发，在塑料中形成许多气泡，严重影响基托质量。这就是聚合器工作时要先升温，再保持，继续升温，再保持的原因。

上述聚合反应费时较多，为缩短聚合反应时间，降低水蒸气对塑料的损害，人们研制出多种快速聚合塑料，它们的反应起始温度可升至100℃，全部反应时间可缩短至20分钟。

正是为满足各类热聚合塑料的不同升温和温度控制需要，聚合器设置了三种不同的聚合控温方式。

二、结构与工作原理

1. 结构

聚合器主要由控制装置、加热装置、定时器、温控器、温度传感器和储水箱等构成（图2-2）。

2. 工作原理

聚合器的工作原理是通过温控器和定时器对水温进行升温和恒温控制，按不同材料热处理的规范设定不同的升温和恒温控制，以保证材料聚合后能达到最佳效果。

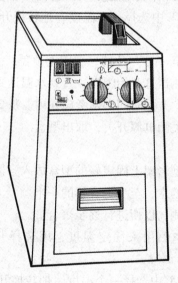

图2-2　聚合器

三、使用操作

（一）操作前准备

1. 打开机盖，把所有材料的残渣从容器中拿出。
2. 移去前护板，关闭排放开关。

3. 将电源开关旋至"○",即关闭的位置。

(二）具体操作

根据聚合时间和方式的不同，可分为短聚合、长聚合和逐步聚合。

1. 短聚合

（1）手动给容器里加满水。每一个正常型盒最少需要两升水。如果只有一个型盒，就需要三升水。

（2）将程序开关旋至左侧，将温度自动调节器调整到100℃。将选择开关旋到温度调节器的右侧。将两个定时器分别调节至"○"位置。

（3）打开电源开关，加热指示灯变亮，并持续到水温达到100℃。

（4）将已经在型盒架上固定好的型盒放入容器内，盖上顶盖。

（5）等到水再次沸腾，关闭电源开关。

（6）将型盒放在水容器中，盖上顶盖。聚合时间不少于45分钟。

2. 长聚合

（1）打开顶盖，将已在型盒架上固定好的型盒放入容器内的多孔板上。

（2）在容器中加入足够的水，至少为容器的一半。

（3）将程序开关旋至右侧，以便进行长聚合。

（4）将转换开关旋至左侧用来固定温度，用选择开关预选，比如将温度固定在80℃。

（5）如果要在70℃或80℃中选择一个温度，把转换开关按回右侧。用左侧温度调节器调节至需要的温度。

（6）将两个定时器旋转至"○"位置，并盖上顶盖。

（7）打开电源开关，加热器灯开始闪亮，直到水温达到设定温度。

（8）在计算聚合时间时，升温时间必须考虑在内。从20℃~80℃大约需120分钟。

（9）达到聚合时间后，关闭电源开关，取出型盒。

3. 逐步聚合

（1）打开顶盖，将已在型盒架上固定好的型盒放入容器内的多孔板上。

（2）在容器中加入足够的水，至少为容器的一半。

（3）将程序开关旋至右侧，以便进行逐步聚合。

（4）将转换开关旋至左侧用来固定温度，用选择开关预选，比如将温度固定在70℃。

（5）如果要在70℃或80℃中选择一个温度，把转换开关按回右侧。用左侧温度调节器调节至需要的温度。

（6）用定时器1调整预聚合时间，约3小时。

（7）用定时器2调整主聚合时间，约两小时。

（8）打开电源开关，加热器指示灯开始闪亮，直至达到设定温度。此时，加热灯自动关闭。

（9）可调整预聚合时间最大6小时，主聚合时间为6小时。

（10）达到主聚合时间后，加热器自动关闭，取出型盒。

四、维护保养与注意事项

1. 在开启电源开关后，注意观察水位指示灯，如灯亮表示水不够，加水至灯灭。水太少，会烧毁加热器。

2. 在拿取型盒时，一定要戴专用手套，以免滚烫的蒸汽和型盒把手烫伤。

第三节　注塑机

注塑机是用于制作高精度、高质量全口义齿的专用设备。各种各样的注塑机很多，每一种注塑机都有各自专用型盒、专用塑料，对聚合的要求和所用的材料也各不相同。但注塑的原理基本相同，就是将已失蜡的型盒装入注塑机，注塑机通过型盒上的注入口将调拌好的塑料压射到型盒空腔内，完成塑料的填充。根据注射所用塑料的不同可分为冷注塑和热注塑两类。

冷注塑是塑料粉和单体调拌后即进行压注。热注塑是塑料加热熔解后进行压注。

一、热聚合注塑机

热聚合注塑机是塑料硬化期间对材料进行"补充推入"，以抵消热聚合塑料在聚合时产生的收缩。此聚合从前牙开始，然后向后牙区延伸。为了补偿聚合引起的收缩，需保持压力恒定（6MPa），并相应于聚合收缩而不断补充塑料来填补损失掉的体积。这一进程称为单向聚合。聚合时水位不得超过型盒架上的红色标记，为防止水蒸气将热传到暴露的型盒和塑料筒上，可用空心的塑料球或泡沫板盖住。

（一）结构与工作原理

图 2-3 为注塑机结构图。热聚合注塑机的工作原理就是用一种专用型盒，去除包埋好的蜡后，使用外部气流压力将塑料注入材料转换腔，并在加热中一直保持压力。

（二）使用操作

1. 使用专用的注塑型盒，义齿的前牙必须始终位于型盒前部。

2. 把型盒夹于型盒架内并放在液压机下，加压到规定压力，将型盒架锁止开关扳至锁止位置。

3. 塑料粉在加入单体稀料调拌后，在振荡器上振动 5 分钟，以便实现充分混合。

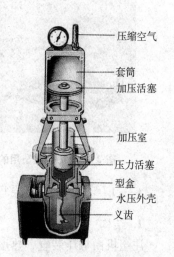

图中标注：压缩空气、套筒、加压活塞、加压室、压力活塞、型盒、水压外壳、义齿

图 2-3　注塑机剖面图

4. 塑料筒装于型盒之上后，施加的压力必须垂直于型盒。塑料筒的盖必须事先拿掉，在 6MPa 压力下，塑料会从塑料筒中压入型盒空腔。最少注入时间约为 5 分钟。

5. 完成注塑之后，注塑机连同型盒置于95℃～100℃水温的聚合器中，进行35分钟的聚合。必须使压力恒定于6 MPa，水面不能超过型盒架上的红色标记。

6. 完成聚合后，在有压力的情况下，把型盒置入冷水中冷却20分钟，然后把加压装置去掉。打开型盒，取出工件。

7. 如果操作正确，塑料筒的残余塑料不会发生聚合，可用原盖把塑料筒盖住，然后放入冰箱内保存待用，但时间不可超过5天。

（三）常见问题与注意事项

1. 塑料筒装夹位置不当，压力不垂直，则塑料筒会变形，活塞会卡在塑料筒内。
2. 调拌的塑料量不足。
3. 聚合时，水位超过标记线，水面不做隔热处理，形不成定向聚合。有两种可能的结果：①注塑失败；②剩余塑料不能再用。
4. 加压时，注意观察压力表，看压力是否稳定，是否有漏气的地方。
5. 将注塑机放入聚合器时使用专用手套，以免将手烫伤。

二、热熔注塑机

热熔注塑机用于制作隐形义齿。目前所用的材料主要是聚碳酸和尼龙。在每次注塑之前，需根据义齿的大小，选用不同量的事先装好的铝"弹壳"，将其装入注塑机加热熔解后，把塑性化的材料以高压迅速注塑到型盒中去，并把此高压一直保持到塑料基本硬化（图2-4、图2-5）。

热熔注塑机有全自动和半自动两种类型。全自动热熔注塑机的压力、温度和注塑开始时间均被自动控制，半自动型加热、熔解自动完成，加压注塑由人手动完成。

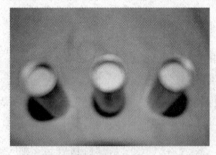

图2-4 热熔注塑用的"弹壳"

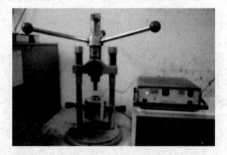

图2-5 热熔注塑机

（一）结构与工作原理

1. 结构

注塑机由加压装置、热熔部件、加热控制器和专用型盒几部分组成。

2. 工作原理

在加热组件中装有电阻加热丝和温度传感器，加热控制器根据操作者设定的参数对加热过程进行控制。

专用型盒在热注塑时承受很高的压力，因此型盒的上下两部分必须用四根螺栓牢固地夹紧（图2-6）。

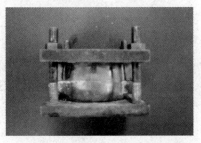

图2-6 螺栓夹紧的型盒

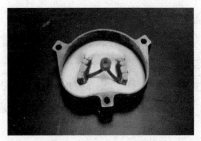

图2-7 注塑完成

（二）使用操作

1. 接通电源，接好电插和感温棒。

2. 打开温控器上的开关，约30分钟后温度升到287℃。

3. 把夹好的型盒放入熔胶下面。

4. 当温度到287℃时把隐形胶放入熔胶器内，打开时间开关，加热13分钟后，在5秒内把螺旋桨压下，当听到两声"砰"的声音时，注塑过程完成（图2-7）。

5. 最后取出加热电插和感温棒，等1分钟后，取出型盒。

（三）注意事项

1. 在热塑时，不能关闭电源，否则胶就报废。

2. 压胶速度一定要快，因胶熔化后超过55秒就没有了流动性。

3. 压胶时压力不足基托会出现裂纹。

第四节 压力锅

一、用途

压力锅主要用于自凝塑料的聚合。外形与家用压力锅相似，但能承受的压力要高得多，一般为4MPa。压力锅盖上装有安全阀，当压力超过安全压力时，安全阀会自动打开放气，将压力限制在安全范围内。压力表显示锅内的当前压力，压缩空气入口是与汽车轮胎的气嘴相似的单向阀。锅盖开合的拧紧机关与压力开关联动，只有将压力完全排放，才能打开顶盖（图2-8）。

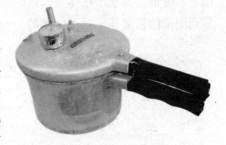

图2-8 专用压力锅

二、结构与工作原理

1. 结构

压力锅由锅体、锅盖、加压气阀、排气阀和安全阀等组成。

2. 工作原理

盖上锅盖后，压力锅成为一个密封的容器，通过注入压缩空气，使锅内加压，并保持恒定的压力，用来加快塑料的凝固速度和减少气泡。

三、使用操作

1. 打开锅盖，在锅中加入温水，水温50℃~55℃。

2. 将灌好胶的模型放入锅中，盖上锅盖。合盖前一定要擦干净锅口。

3. 将锅盖上的锁定旋钮旋至锁定位置。

4. 用加压装置给压力锅加气压，在加压时一定要注意观察压力指示表，达到所需压力时，停止加压。压力一般为1.5~2.5MPa。

5. 维持该压力10~15分钟。

6. 打开排气阀，将锅内气压释放。

7. 旋开锁定按钮，打开锅盖，拿出模型。

8. 进行下一次工序。

四、维护保养与注意事项

1. 在使用时一定要保证密封圈完好，用后需将密封圈清洗干净。

2. 加压时，一定要仔细观察压力表，否则压力太大会导致严重后果，压力锅可能会爆炸。压力太小，塑料会产生气泡。

3. 加压后，注意观察压力锅是否漏气。如有漏气，立即停止使用，让专门的维修人员维修。

4. 最常见的问题是密封不好，多是因为密封圈老化，更换新的即可。最糟的是使用者不爱惜，损伤了锅体与锅盖的接合部，造成金属部分变形和缺损。这样的问题要修复到原来的精度几乎是不可能的。

第五节　光聚合机

一、用途

光聚合机是用于对瓷聚合体和光固化树脂进行光聚合的设备。堆塑好的玻璃瓷牙和树脂冠，通过特定波长，一定光强和适当时间的照射，产生聚合反应而固化。

二、结构与工作原理

光聚合机品种繁多，结构上各不相同，图2-9为某个产品实物图。

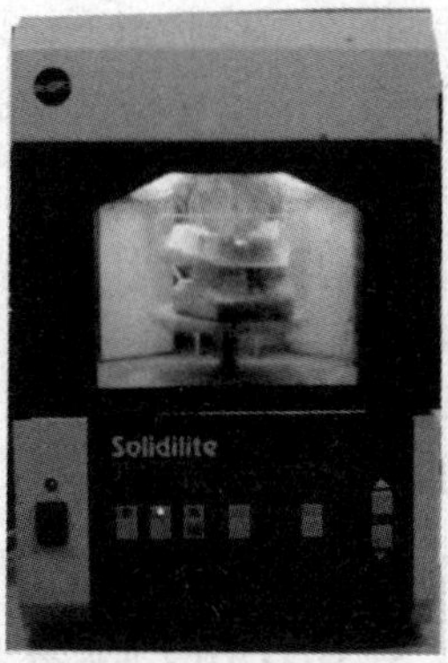

尽管结构不尽一致，但系统组成和工作原理却基本相同。图2-10为光聚合机的系统框图。

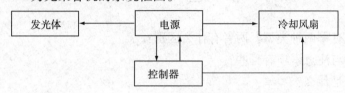

图2-9　光聚合机

图2-10　光聚合机系统示意图

1. 电源

将AC220V的电压转换成发光体、控制器和冷却风扇所需的电压。

2. 发光体

通电后产生聚合体所需的特定波长、一定强度的光。

3. 控制器

控制照射时间和光强。

4. 冷却风扇

帮助发光体散热，检测光源工作温度，温度过高时启动保护装置。好的光聚合器应具备的特点：①输出光强稳定。②发光体耐用，即光衰减较慢。③有过热保护装置。

三、使用操作

1. 阅读产品使用说明书。在使用设备前，认真阅读产品使用说明书，弄清几个问题：

①聚合室的门如何开关？

②发光体如何更换？

③发光体使用多长时间更换？

④投射时间如何设定？

2. 冷却风扇。设备工作时发光体产生大量的热，为此设备上装有冷却风扇。在使用设备时如发现风扇不转，应立即停止使用，请维修人员予以维修。设备使用人员需定期对风扇进行清洁，以利于很好地散热和减少风扇污物对环境的污染。

3. 定期查看灯管或灯杯的连接是否松动。查看时一定要切断设备电源。发现接触不良，及时请维修人员予以处理，以免接触不良导致接合部位过度氧化，严重时接触部位将炭化，给使用者和设备带来安全隐患。

4. 灯杯或灯管的更换。最好使用设备供应商提供的配件。如自己选购，除注意电压、功率和结构尺寸外，还应注意发光体的光强和光的波长要满足聚合体的要求。

5. 在工作状态下，切忌将物体堆放于冷却风扇后，以免影响散热。

6. 瓷聚合体应放在光聚集最强的部位。

7. 关机前设备应处于待用状态，冷却 3 分钟，再关闭电源。

8. 在没有防护的情况下，不要直视正在工作的发光源，以免极强的亮光刺伤眼睛。

思 考 题

1. 牙科常用的注塑机有哪两种类型？两者有什么区别？

2. 压力锅的维护保养与注意事项有哪些？

3. 聚合器的工作原理是什么？

4. 简述光聚合机的用途。

第三章 义齿陶瓷部件成型设备

知识要点

本章主要介绍义齿陶瓷部件成型设备，主要为真空烤瓷炉、铸瓷炉的用途、结构及使用操作，以及比较先进的 CAD/CAM 设备的应用，目的是使学生明白所使用的设备对陶瓷烧结、成型工艺的重要性。

随着先进结构陶瓷在牙科材料中的应用，陶瓷材料在牙科材料中的位置越来越重要。牙科陶瓷可分为饰面陶瓷和结构陶瓷。饰面陶瓷采用堆塑和真空熔烧的方法成型。结构陶瓷的成型方法根据材料不同可采用高温压铸成型、切削成型（CAD/CAM）和电化学法成型（瓷沉积）。

第一节 真空烤瓷炉

烤瓷炉是烤瓷工艺的关键设备，该工艺流程中由金属基底冠的预氧化直至釉质瓷的烧结均是在烤瓷炉中完成的。烤瓷炉的相关参数设置，如升温速度、终端温度、保持时间以及真空度等，对烤瓷质量都至关重要。要正确使用烤瓷炉，就要了解工艺各阶段的工作原理。

1. 基底冠预氧化

这是对铸造、切削成型的金属基底冠进行预烧。目的有三：一是使基底冠表面形成利于与陶瓷化学结合的氧化层；二是消除基底冠在前期制作中形成的内应力；三是清除基底冠表层的杂质和气体。为达此目的，首先要在真空条件下加热，以利气体的排出；其次预氧化温度应根据基底冠合金种类而定，并参照氧化层的颜色和厚度适当调整；第三，如果在均匀的氧化层暗色表面出现色斑，则应返回前一工序，再次对基底冠进行表面处理。

2. 遮色层与牙本质瓷层的烧结

此阶段常需烤 4~5 次，以形成均匀、致密、表面光洁度良好的陶瓷牙体，并与基底冠金属牢固结合。真空下烤制，有利于瓷料及基底层的气体排出。但要注意控制升温速度，升温过快会使瓷料表层迅速玻化，堵塞深层气体排出通路。瓷中夹杂大量气泡的话，不仅会使陶瓷表面混浊，也会降低材料的机械性能。此外要正确选择终端温度和保持时间。虽然不同厂家提供的材料有不同的温度和保持时间规定，但仍需根据瓷层厚度加以调整。

3. 釉质瓷的烧结

这是决定工件表面质量的最后一环。此阶段需在正常大气压下烧制，否则，表面同样会有气泡产生。另外，表面光洁度与烧结温度和持续时间有密切关系，温度越高、时间越长，表面会越光滑；但温度过高和时间过长也会使工件表面塌陷、外形破坏。因此，除了认真按照生产商提供的数据操作外，仔细观察和经验积累也必不可少。只有对所用的烤瓷炉非常了解，并经常检查温度，才能烧结出高质量的产品。

一、用途

真空烤瓷炉是用于烤制各种烤瓷修复体的专用设备。烤瓷炉要准确提供工件所需的温度和真空度。这两项指标直接影响最终产品的色彩和瓷的结合强度。好的烤瓷炉具有如下优点：

1. 温度和升温速度控制准确。

2. 密封良好，真空度控制准确。

3. 保温良好。

4. 炉门开关平稳。

5. 操作简便，即程序设定和调整便捷。

6. 工作稳定可靠，对电网电压的适应范围较宽。

二、结构与工作原理

1. 结构

烤瓷炉的品牌较多，主要有义获嘉、松风、维它、登士柏等，即使同一生产商也有多种型号（图3-1）。但不管哪个品牌、哪种型号的烤瓷炉，结构与原理大致相同，均由五大部分组成：①加热装置和炉腔；②运动装置：运动电机和传动装置；③控制装置：CPU、真空度传感器、温度传感器、炉门位置传感器；④真空泵；⑤操作显示键盘。

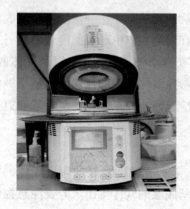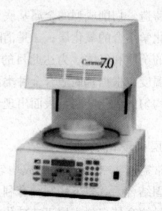

图3-1 烤瓷炉

2. 工作原理

CPU 根据预先设定的程序，完成给定任务。在整个工作过程中，CPU 不断地从传感器获取信息，对加热、真空和炉门进行实时控制。操作显示键盘上实时显示炉膛内的温度和真空度。烤瓷炉工作原理如图 3 - 2 所示。

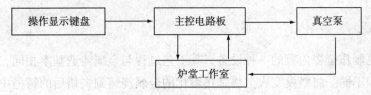

图 3 - 2　烤瓷炉工作原理示意图

三、使用操作

（一）程序的设定

1. 程序的设定和更改：在设定程序之前要认真阅读设备的使用说明书。程序设定的方法和过程说明书上都有详细说明。不同型号的烤瓷炉，程序设定的过程差异较大。

2. 根据烤瓷的需要，确定升温速度、保温时间、真空度等参数，也就是烤瓷工作曲线。

3. 将设定的工作程序通过操作键盘输入到 CPU，并存贮。

（二）程序的运行

1. 开启电源开关，观察开关指示灯是否正常。

2. 根据烤瓷的需要，调出预先设定好的程序，使设备处于备用状态。

3. 按炉门开启键，将炉门完全打开。

4. 将待烤的工件用专用工具放入炉膛中的耐火盘上。加热丝是水平环形排列，热量从四周向中心辐射。为使烧烤的瓷体受热均匀，待烤的工件应环形放置，并将瓷面向外。烤长桥修复体，特别是贵金属长桥修复体，要给长桥很好的支撑，以防高温下金属变软，桥体自重引起变形，影响精度。

5. 按下启动按钮，设定的程序启动。

6. 程序运行完成，炉门自动打开，用专用工具将工件移至炉侧的载物台。

7. 保持炉门封口的清洁，定期检查密封圈是否良好，确保炉门关闭后密封性良好。

8. 放置的工件应离环形炉丝 10mm 左右，防止与炉丝粘在一起，导致局部高温。

四、维护保养与注意事项

1. 定期检查真空泵的连接管路是否良好。

2. 定期清洁真空泵中的过滤装置。

3. 如使用有油真空泵，应定期补充和更换机油。每三个月由专业人员进行一次温度和真空度校验。

第二节　铸瓷炉

一、用途

铸瓷炉是制作全瓷内冠的一种设备，其工艺过程与金属铸造基本相同，只是所用材料和铸造过程不同。将蜡模变成金属是将熔化的金属浇铸到失蜡后的铸型中，将蜡模变成瓷内冠是将预成的瓷块放在铸瓷炉加热软化后压铸到铸型中。压铸的成功率主要取决于三个要素：①铸型的抗压强度；②压铸瓷块的加热程度；③压铸的力量大小和压铸速度的快慢。

二、结构与工作原理

1. 结构

铸瓷炉主要由炉体、铸造室、压力装置、加热炉丝、温度自测装置、控制装置和真空泵组成（图3-3、图3-4）。

2. 工作原理

铸瓷炉的工作原理是通过温度传感器控制升温时间和速度并且保持恒温，在达到铸造温度和时间后，在真空状态下，通过压力装置完成瓷压铸。

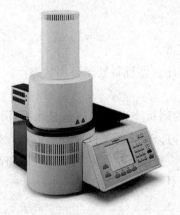

图3-3　铸瓷炉

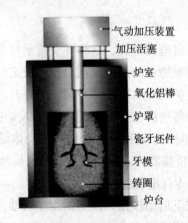

气动加压装置
加压活塞
炉室
氧化铝棒
炉罩
瓷牙坯件
牙模
铸圈
炉台

图3-4　铸造室剖面

三、使用操作

1. 接通电源，打开电源开关。
2. 检查压力指示表，看压力是否在规定范围内，一般为5~6MPa。
3. 根据瓷块的不同，选择适合的程序（程序设定参看机器使用说明书）。
4. 机器达到铸造的最低温度（即程序设定的铸造开始温度）时，可以开始铸造。

5. 向上推，打开铸造室，将铸件放入铸造室（图3-5）。关闭铸造室，按面板上的向下键，使铸造室完全密封。

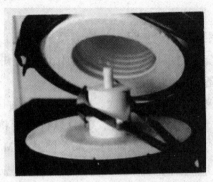

图3-5　用专用夹钳将铸件放入铸造室

6. 按下面板上的开始键（即 start 键）。

7. 机器根据设定的程序自动升温加压铸造。在此过程中，仔细观察真空表，看真空是否达到要求范围。

8. 根据程序显示的铸造时间，时间到，铸造完成，打开铸造室，取出铸件。

9. 如进行下一次铸造，重复步骤3~8。

10. 在完成所有铸造后，按面板上的向下键，使炉膛处于最低位。

11. 关闭电源开关，断开电源。

四、维护保养与注意事项

1. 经常保持铸瓷炉的清洁，每次使用后应罩上防尘罩。

2. 铸瓷过程中不能使瓷与炉膛内壁接触，否则会发生粘连。

3. 拿取铸件时，一定要用专用钳夹取，切不可用手直接去拿，以免烫伤。

第三节　计算机辅助设计与计算机辅助制作

一、CAD/CAM 简介

CAD（computer aided design）即计算机辅助设计，是工程技术人员以计算机为工具，对产品和工程进行设计、绘图分析和编写技术文档等设计活动的总称。

CAM（computer aided manufacturing）即计算机辅助制作，是利用计算机进行生产设备管理、控制和操作的过程。它输入的信息是零件的工艺路线和工序内容，输出的信息是加工时的运动轨迹（刀位文件）和数控程序。

CAD/CAM 计算机辅助设计与制作，指采用计算机作为数值与逻辑推理计算工具，在相关设计与制作软、硬件支持下，以统一产品模型为基点，将 CAD 系统、CAM 系统集成为一个整体，从而实现基于数据集成、过程集成和应用集成的产品设计与制作一体化的一门技术。CAD/CAM 的主要特征就是集成。

二、分类

CAD/CAM 义齿制作系统从用途上可分为椅旁系统和技工系统，从运行模式上可分为开放式系统和封闭式系统。但不论如何分，从物化形式上讲，通常分为采集系统、数据处理系统和加工成型设备三部分。

采集系统一般由扫描仪和扫描软件组成，扫描仪又分为口内扫描仪和模型扫描仪；数据处理系统一般由 CAD 和 CAM 软件组成，CAD 软件负责将扫描仪采集的牙齿图形数据进行建模设计，并生成 CAM 软件可识别的技术文档；CAM 软件负责管理监控相关制作活动，并将 CAD 软件生成的技术文档转化为加工设备可识别的数控程序。

1. 椅旁系统

椅旁系统即采集系统、数据处理系统和加工成型设备都在诊室内，医生通过口内扫描仪采集患牙数字印模，并进行现场设计的、简单的设备加工系统。该系统的优点是患者等候时间短，可实现当日一次就诊完成冠、贴面、高嵌体和嵌体的制作，缺点是适用范围较小。

2. 技工系统

技工系统是指在专业技工工厂内通过采用印模或石膏模型扫描仪，或接收医生远程发送的口内扫描数据来获取数字模型数据，然后由技工设计人员在电脑上完成修复体的设计，进而用各种专业加工设备进行制作的系统。技工系统可以加工单冠、长桥、精密附着体、套筒冠、支架、种植体基台等各类修复体。与椅旁系统相比，可加工的修复体种类及材料较多。缺点是加工周期较椅旁系统长。

3. 开放式系统

开放式系统即扫描系统、数据处理系统、加工系统中所生成的数字文件为国际标准格式，可以随意选择所需的各类加工设备及材料的系统。开放式系统的优点是可以根据需要随时调整生产参数、产品种类、生产设备及原料。缺点是各个系统的操作需要不同行业的专业人员及长时间的整合才能达到比较好的运行效果。

4. 封闭式系统

封闭式系统是由供应商将扫描系统、数据处理系统、加工系统及应用材料进行加密整合，用户只能使用供应商预先设定好的设计和加工参数，使用专用的设备及材料进行加工的系统（图3-6）。它的优点是整个系统的整合工作已由供应商完成，用户只需对电脑进行简单的操作就可以制作出较好的产品。缺点是生产的产品及原材料的选择比较少，只能根据供应商提供的参数及设备材料生产，无法满足个性化需求。

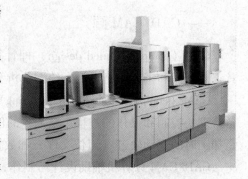

图 3-6 典型的封闭式系统配置

三、组成与工作原理

（一）组成

义齿制造系统由扫描仪及配套扫描软件、设计软件、编程软件、加工设备四部分组成。

扫描仪从形式上又分为口内扫描仪和模型扫描仪，现阶段应用于义齿行业的扫描仪主要采用激光三角测量和投影光栅测量两种方式。

（二）扫描仪工作原理

1. 激光扫描仪

激光扫描仪属于线测量方式，通过激光发射器将一段（一般为几公分，激光线过长会发散）有效的激光线照射于物体表面，物体表面反射激光束，每一条激光束均通过 ccd 传感器采集成一些数据。根据物体表面不同的形状，每条激光线反射回来的信息中所包含的表面等三坐标信息等数据。计算机软件根据这些信息生成被测物的三维数据。它的特点是：精度较低，景深小，扫描速度快（图 3-7、图 3-8）。

2. 光栅扫描仪

光栅扫描仪属于面扫描，通过光栅投影仪将光栅图样投影到模型表面，由于物体表面的深度不同，光栅在物体表面会产生变形，ccd 摄取调制后的光栅图像，根据光栅图像中条纹像素的灰度值变化，采用一定的算法将深度信息解调出来，从而得到被测物体表面的三维信息。它的特点是：精度高，测量景深大（图 3-9、图 3-10）。

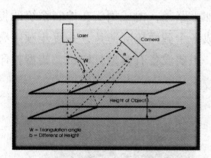

图 3-7　激光扫描原理图

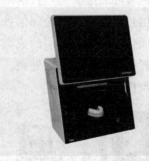

图 3-8　激光扫描仪

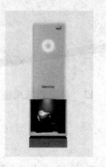

图 3-9　光栅投影扫描仪

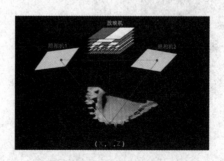

图 3-10　光栅投影示意图

扫描仪由于其光学及机械结构的精密性，在使用中应注意以下几点：

（1）设备应放置在稳固的工作台上，环境的温度、湿度相对稳定，特别应避免阳光直射。

（2）操作时模型在操作仓内要轻拿轻放，绝对禁止用力挤压模型旋转台。

（3）由于经常使用石膏模型，因此要及时清理工作仓内的石膏粉尘及颗粒，以免其污染光学系统和导轨系统，造成精度下降和设备损坏。

3. 设计软件与编程软件

义齿制造系统最初没有专门的义齿设计和编程软件，使用的是工业用的通用软件。由于工业软件功能过于繁多，需要专门数控人员来操作，口腔医生及技师无法掌握，加之价格也非常昂贵，因此软件公司根据义齿行业的特点专门开发了傻瓜式的义齿设计编程软件。它们的特点是操作简单，功能齐全。有些软件还包括订单及数据等管理功能，操作人员只需根据软件提示，用鼠标进行简单的修改和确认就可快速完成。

4. 加工设备

加工设备主要由数控铣削中心和快速成型设备构成。

（1）**数控铣削中心**　数控铣削中心在义齿制造系统中无论大小，大体分为三轴联动和五轴联动系统（图3-11）。加工精度受到很多因素的影响，例如各轴的稳定性、刀具的结构、工件装夹的稳定性，以及环境温度的变化等等。这些因素在产品设计和生产时已经定型，使用者无法改变。

（2）**快速成型设备**　快速成型设备从成型原理上提出一个全新的思维模式，即将计算机上制作的零件三维模型进行网格化处理并存储，对其进行分层处理，得到各层截面的二维轮廓信息。按照这些轮廓信息自动生成加工路径，由成型头在控制系统的控制下，选择性地固化或切割一层层的成型材料，形成各个截面轮廓薄片，并逐步顺序叠加成三维坯件。然后进行坯件的后处理，形成零件。主要设备有模型打印机、蜡型打印机和金属粉末成型机（图3-12）。

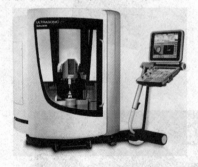

图3-11　五轴联动加工中心

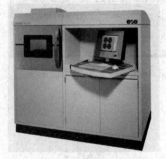

图3-12　金属粉末成型机

四、应用现状

CAD/CAM技术因其能明显缩短疗程，极大地提高工作效率和修复质量而在牙科得到了广泛应用。现在用于义齿制作的CAD/CAM系统，品牌众多，功能完善，椅旁系统和技工系统都得到了快速发展，加工类型几乎覆盖所有的修复体种类，并且还在不断完善。过去用印模或石膏模型将患者牙列及相关组织的空间三维形态和相关的信息传达给技工工厂进行修复体的加工，现在可以在诊所安装三维扫描系统，由大夫在电脑上完成设计后将数据直接通过网络发送到技工工厂的数控加工中心，或将 CT 数据直接发送到技工工厂，由技术人员对其进行设计并完成修复体的制作，减少了印模和模型在采集、运输中产生的变形和损伤。用数控设备加工，无需蜡模制作和包埋铸造，程序简单，质量稳定，加工精度高，既节约成本，也缩短了时间。

新的 CAD/CAM 技术仍在不断研发，最近两年快速成型技术在义齿制作领域得到了快速发展，特别是金属粉末激光成型技术和模型打印技术已日趋成熟并开始大范围推广。随着技术的完善和全面应用，牙科修复体加工将有一个根本性的变革。

五、注意事项

CAD/CAM 系统是技工加工中心最贵重的设备，各种型号的系统及其操作规程会有较大的差别，在这里不进行详细叙述。但必须清楚，虽然操作并不复杂，但操作人员必须有极强的责任心，上岗前应接受严格的岗前专业培训，完全掌握设备的操作规程后方可独立操作。

第四节　高速涡轮机

一、用途

高速涡轮机用于陶瓷材料的无压力磨削。最高转速可达 300000r/min，当采用小尺寸的铣刀和多种金刚砂磨头以极高的转速和较低的压力时，可得到最佳效果。使用该设备应牢记以下几点：

1. 无压力操作。
2. 及时注油。
3. 压缩空气的压力不要过高。
4. 及时更换用钝的磨头。
5. 每周对过滤器彻底清洁一次。

二、结构与工作原理

高速涡轮机的核心是气动涡轮机头。动力源是压缩空气。其压力和流量决定了机头的转速，一般压力范围为 4～10bar，流量约为 50L/min。结构见图 3－13。

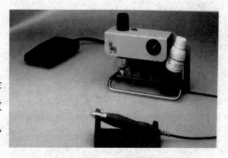

图 3－13　高速涡轮机

三、使用操作

1. 选用直径为 1.6mm 的小头硬质合金和金刚砂车针。

2. 旋转机头上装夹车针的部件，将车针完全装入后，反方向旋转。

3. 调整供气压力，踩下脚踏时，压力表上的指针应稳定在 3.5bar。

4. 连续使用 2 小时应加注一次润滑油。注油时将机头的进气口对准喷油瓶出口压下，持续时间约 0.5 秒。

四、维护保养与注意事项

1. 使用设备时应戴防护镜。

2. 工作时切记用力要小（图 3 - 14）。

3. 根据使用情况及时注油，注油后应将外渗的油污擦净。

4. 用钝了的铣刀和金刚砂车针应及时更换。

5. 每周必须对压缩空气过滤器进行一次彻底的清洁。

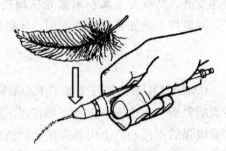

图 3 - 14　用力要很小

6. 压缩空气的压力要严格控制，过高的压力会加速轴承损坏。

思 考 题

1. 如何维护保养烤瓷炉？使用中应注意哪些？

2. 高速涡轮机的维护保养和使用注意事项有哪些？

第四章 义齿加工的其他设备

 知识要点

本章涉及的设备包括模型的清洗设备、对工作环境的保护设备、人员安全的专用设备以及公共设备等，目的是提高操作者的安全生产意识，正确使用设备、爱护设备，使设备更好地服务于生产。

第一节 蒸汽清洗机

蒸汽清洗机是用来清洁模型上的蜡渍和工件抛光后的油脂性污物的设备。

一、结构与工作原理

此设备是在锅炉上安装一个阀门，打开阀门使高压蒸汽喷射出来，将喷出的蒸汽对准要清洁的工件，便可把工件上的污渍清理干净。

尽管各种型号的蒸汽清洗机外形不同、保护措施不同、加水方式不同，但基本结构和工作原理却完全相同。有配备水软化装置和自来水管接通的全自动型（图4-1）；有自备水源，给水箱中加上蒸馏水供设备使用的半自动型（图4-2）。当水位达到规定的要求后，立即开始加热，直到蒸汽压力达到规定的值为止。也就是说，机器随时处于待命的状态。

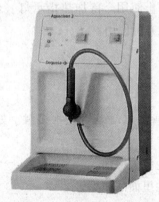

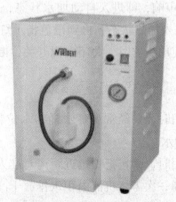

图4-1 全自动蒸汽清洗机　　　　图4-2 半自动蒸汽清洗机

蒸汽清洗机的主要组成有加水装置和水箱、蒸汽发生器（即电热锅炉）、控制电路、喷枪和脚踏开关。工作原理见图4-3。

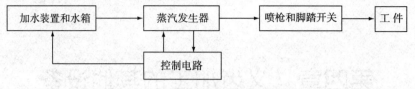

图4-3　蒸汽清洗机工作原理示意图

1. 加水装置和水箱为产生蒸汽的锅炉提供水源，加水装置在控制电路的控制下根据锅炉的需要进行加水。

2. 蒸汽发生器对加进锅炉的水进行加热产生所需要的高温高压蒸汽。蒸汽发生器上装有温度、压力、水量传感器。控制器根据这些传感器提供的数据，指挥系统协调工作。锅炉上装有一个非常重要的安全阀，当电路失控导致锅炉压力超过规定压力时则自动开启进行减压，防止爆炸事故发生。

二、使用操作

1. 观看水桶内水位，水管加水端是否与水接触，如水桶内水不够，及时加入蒸馏水。

2. 接通电源，打开电源开关。

3. 观看指示灯，看机器是否正常。如指示灯不亮，需找专业人员进行维修。

4. 如加水指示灯（绿色）亮，踩下脚踏开关，直到加水指示灯（绿色）灭，加热指示灯（红色）亮。

5. 加热指示灯（红色）亮，即机器开始加热，到加热指示灯（红色）灭，准备指示灯（橙色）亮，即可使用，加热时间为 10～12 分钟。如加热指示灯（红色）一直亮，且压力表指针为 0kg/cm，需找专业维修人员维修。

6. 拿起喷枪，对准要清洗的物品，踩下脚踏开关，喷枪喷出蒸汽，即可清洗。

7. 使用时，如突然加水指示灯（绿色）亮起，机器内蒸汽倒流入加水桶，并伴有"咕咕"的声响，即进入自动加水状态，需立即停止使用。待加热指示灯（红色）亮，机器重新进入加热状态，再到橙色指示灯亮，机器方可使用。

8. 不使用机器时，关闭电源开关，断开电源。

三、维护保养与注意事项

1. 使用时，要经常观察水桶的水位情况，水管加水端是否与水接触。如缺水，需及时加蒸馏水。

2. 使用时，禁止把喷枪近距离对准人体，以免将人烫伤。

3. 每周一次需将机器内积水排放干净，并清除里面的积垢。

4. 加入储水箱的水必须是蒸馏水，否则大量的水垢将很快导致加热管损坏。

第二节 超声波清洗机

超声波清洗机是利用超声波产生震荡，对修复体表面进行清洗，主要用于烤瓷、烤塑金属冠等几何形状复杂且高精密度铸造件的清洗。

由于电子技术的发展，原来笨重的电子管超声波发生器被小巧的晶体管和集成电路所取代，超声波清洗机也变得轻便，且操作简单。

一、结构与工作原理

(一) 结构

超声波清洗机主要由清洗槽和箱体组成，箱体内有超声波发生器、换能器和晶体管电路等。清洗槽用不锈钢制成，换能器固定在清洗槽底部，晶体管电路由电源变压器、整流电路、振荡及功率放大电路、输出变压器等构成（图4-4）。

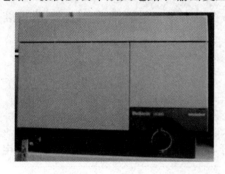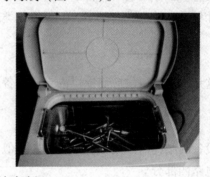

图4-4　超声波清洗机

(二) 工作原理

超声波振动产生的压力变化在液体中产生压力差，这个压力差能克服液体分子间的内聚力，产生成千上万的小空间，形成无数微小的真空流，作用在待清洗物体表面的流体冲击力使杂质从工件表面脱落。超声波的这种作用被称之为"孔蚀现象"。超声波清洗机就是利用超声波这一特性对工件进行清洗（图4-5）。

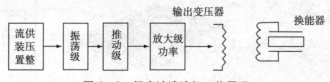

图4-5　超声波清洗机工作原理

二、使用操作

1. 在清洗槽内加入清洗液或水。
2. 接通电源。
3. 旋转定时开关至所需时间位置，注意连续清洗时间不应超过6分钟。

4. 时间到后，清洗机自动停机。需停机一段时间后才能再次启动清洗机，以便换能器有足够时间降温。

三、维护保养与注意事项

1. 加入清洗液不宜过满，一般达清洗槽的2/3处。

2. 用完后，应将清洗液倒出，并将清洗机清理干净，尤其使用有腐蚀性清洗液更是如此，防止损坏设备。

3. 保持设备清洁，设备应放在通风干燥处保存。

第三节 排烟与排气设备

在技工室的生产活动中，铸型的失蜡和预热会产生有损健康的烟尘，活动义齿制作中的失蜡和塑料的热聚合会产生水蒸气，电解和电镀也会产生一些酸蚀性的有害气体。在完成这些工作的场所，科学地安装排气装置，对维护工作人员的健康十分必要。

牙科设备的生产商虽多，但提供此类现成产品者少，往往需要自行设计和安装。

一、排烟设备

这是技工设备供应商提供的专业设备。

（一）结构与工作原理

设备的结构与家用抽油烟机非常相似，有烟尘罩、滤尘减噪隔板、强力排风电机和控制电路四部分。

烟尘罩外形为上小下大的 T 型，用不锈钢材料制成，有四种规格，1800mm×900 mm、1800 mm×700 mm、1200 mm×900 mm、1200 mm×700 mm。根据实际需要选择相应的型号（图4-6）。

滤尘减噪隔板的上下两面是金属网，中间为耐高温防火过滤层。强力排烟电机装在烟尘罩的后部，控制操作部件装在烟尘罩前下中部。

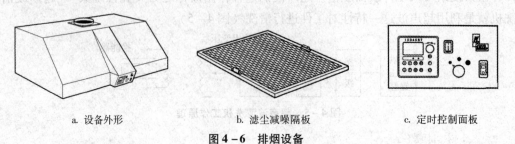

a. 设备外形　　　　　　　b. 滤尘减噪隔板　　　　　　c. 定时控制面板

图 4-6　排烟设备

（二）使用操作

1. 开启电源开关。

2. 调节风量旋钮，选择排烟风量。

3. 如果是强制排风，将自动和强制选择开关推到强制位置，排风设备开始排风，停止需关闭电源开关。

4. 如果是定时排风，则将自动和强制选择开关推到自动位置，排风机处于程控状态。

5. 在定时器上设定开启和关闭时间，排风机自动完成设定程序。

（三）维护保养与注意事项

1. 定期清洗滤尘减噪隔板。

2. 使用约一年，需对排风电机的叶轮进行清洁。此项工作应由专业维修人员来完成。

二、排气设备

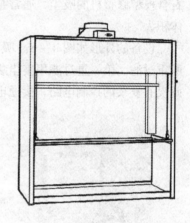

该设备用于电解和电镀产生的有害气体的排出。结构如图4-7。其是一个直立的长方形柜子，盒子用塑料制成，前门是上下推拉的有机玻璃，盒子的顶部有轴式抽风机。电解、电镀的设备放在柜子里，工作时关闭前门，开启排风扇的开关，电解、电镀产生的气体通过排风管道抽到室外。

图4-7 排除有害气体的设备

第四节 吸尘设备

吸尘器是技工室必备、使用范围很广的设备，用于打磨、切割、抛光、喷砂，以及石膏模型的修整等。不同工序对吸尘器有不同的要求。

技工室的吸尘器从结构上可以分为中央吸尘器和单体吸尘器。无论何种吸尘器其原理和组成大致相同，由吸尘电机、集尘设施、控制器组成。

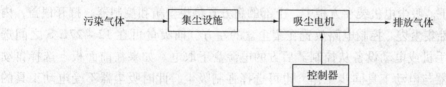

污染气体 → 集尘设施 → 吸尘电机 → 排放气体，控制器

大型中央吸尘器通过管道系统可同时对几十个到上百个工作点进行抽吸，这种系统的最大优点是集尘设施和吸尘电机远离工作区，不会给工作区造成二次污染。缺点是：①系统必须整体设计，缺少灵活性。②主机如果发生故障常导致技工室分机全部停工。③功能完善的系统造价高。④只有一个点工作，这个大系统也必须工作，资源利用率不高。

单体吸尘器体积小巧，集尘和抽吸电机以及控制电路多组装在一起。这种吸尘器的优点是灵活、方便。缺点是气体排放在工作区，如果集尘箱或集尘袋过滤不良，会造成二次污染。

目前多数技工室使用的是单体吸尘器，或中央吸尘器和单体吸尘器结合使用。下面介绍两种单体吸尘器。

一、无碳刷吸尘器

无碳刷吸尘器使用无碳刷吸尘马达，噪声小，吸力大，可靠耐用。常用于喷砂机和石膏模型修整机的吸尘，通常技工桌两人合用一台。缺点是设备较有碳刷马达价格高，体积大。

设备的外形如图4-8。吸尘电机装在下部，集尘箱在上部。集尘箱为塑料材质，两重过滤。第一重过滤用集尘袋或过滤棉，第二重为纸质圆柱形滤芯。吸力不可调，因此没有复杂的控制电路，接通电源，开启开关就可以抽吸。

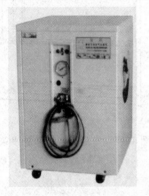 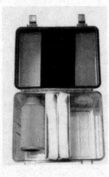 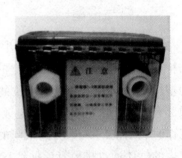

a. 吸尘器主机   b. 集尘器内部   c. 集尘箱

图4-8　无碳刷吸尘器和集尘箱

二、技工桌专用吸尘器

（一）结构与工作原理

技工桌专用吸尘器是技工桌的一个选配部件。结构外形见图4-9。它可以方便地挂在技工桌下。吸尘电机装在方柜中，上部的扁方盒是集尘箱和控制器。打开顶盖，内部装有一次性集尘袋。控制电路放置在集尘盒的左方。抽吸量可在12~27L/S之间选择。使用的手机或电动设备从控制器后方的电源盒下取电。如果在前面板上选择自动吸尘，吸尘器与电动工具同步工作。也可选择强制吸尘，此时吸尘器不受电动工具的控制。

（二）使用注意

1. 及时更换集尘袋。过度使用，集尘袋通气性会下降，并可加重吸尘电机的负载，严重时可损坏电机。破损的集尘袋不能有效过滤粉尘，会造成二次污染。

2. 每次更换集尘袋必须将集尘箱清扫干净，否则残留的粉尘会排放到空气中污染工作环境。

3. 集尘箱的顶盖一定要盖好，否则抽吸效率将大幅下降。

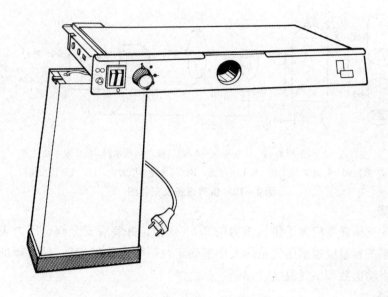

图4-9 技工桌专用吸尘器

第五节 压缩空气系统

在技工室喷砂机、注塑机、铸瓷炉、气动涡轮机、气枪等设备都使用压缩空气。这些设备分布在不同的工作室，因此技工室多采用集中供气。集中供气系统由空压站和管道系统构成。供气压力应稳定在 0.55 ~ 0.75MPa 之间。压缩空气中常有以下污染物。

①水分：空气中的水蒸气经压缩后产生的冷凝水。

②油分：除空气中含有的微量油分外，还有空压机产生的油分。

③粒子：大气中或空压机高温运转后产生的固态粒子。

这些污染物应在进入主供气管道之前使用油水分离系统、空气过滤器、冷干机等设施予以清除，以使其达到输送给设备的空气满足设备的使用要求。

一、空压站

（一）结构与工作原理

空压站由空压机、储气罐、过滤器、冷干机等设施构成。空压站的工作环境应当干燥通风（图4-10）。

1. 空压机

工作需要供气量较大时，建议选用蜗杆式空压机。蜗杆式空压机噪音低，供气效率高，工作可靠性高。无油机价格高，但供气质量好，后续处理设施简单。有油机价格低，但供气质量较差，对后续处理设施要求高。

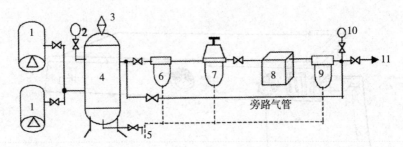

1. 空压机　2. 气源压力表　3. 安全阀　4. 储气罐　5. 放水阀　6. C级主路过滤
7. 减压阀　8. 电控冷干机　9. T级过滤　10. 气源输出压力表　11. 气源输出接口

图4-10　供气设备及安装图

2. 储气罐

储气罐的抗压强度应大于供气压力的 2.5~3 倍，并装有安全阀、压力表和排污放水阀。储气罐的容量应根据用气量的大小来确定，一般为 0.6~2L。储气罐的使用降低了空压机的启动次数和供气温度。

3. 过滤器

过滤器用于过滤、压缩空气中的水分、油分和粒子。

4. 冷干机

冷干机对压缩空气进行冷却，减少压缩空气中的水分含量。

（二）维护保养与注意事项

1. 保持空压站环境整洁、干燥，通风良好。
2. 定期对空压机进行检修和维护。
3. 定期对储气罐排水和排污，一般为夏季一天一次，冬季一周一次。
4. 每月检查一次过滤器，并对储气罐上的安全阀进行一次排气，检查安全阀是否有效。

二、管道系统

1. 构成

管道系统主要由主管道、到各用气点的分支管道和阀门构成。

2. 特点

从材料上管道的材质可分为镀锌管、铜管、不锈钢管、铝管、PPR 管和铝塑管等。镀锌管的优点是造价低，安全性高。缺点是时间长了会有铁锈等杂物，供气质量较差。铜管、不锈钢管、铝管、PPR 管和铝塑管都可以解决这一问题。但铜管、不锈钢管、铝管等造价较高。PPR 管和铝塑管则既能解决供气质量的问题，造价也低，是目前比较常用的管道材料。铝塑管安装容易，通常在不易安装和供气距离较短的地方使用较多。

安装时，要求每一个用气点都安装一个阀门，至少每一个分支点安装一个阀门。这样一旦发生问题，既不影响其他用气点，也方便维修。

第六节 排水系统

技工室的下水管道常常堵塞，堵塞物主要是石膏和包埋材料。如果在废水进入下水管道之前进行简单的沉淀处理就能有效地防止下水管道堵塞。

如图4-11所示，清洗用水经过一到二级沉淀处理后再排入下水管道。沉淀级数应根据排水量和水中沉淀物的多少而确定，最多不超过三级。沉淀箱一般为塑料或不锈钢材质，结构和大小如图。沉淀箱要定期进行清洁，清洁时打开排污口，排放沉淀箱中的存水，以减轻沉淀箱的重量。水位到达排污口后，关闭排污口，将沉淀箱移出进行彻底清理。沉淀箱不宜太大，以方便清理时移动。沉淀箱的顶盖应设有隔离网和泄流板。

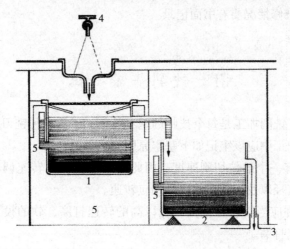

图4-11 排水系统中的沉淀池

第七节 设备使用的基本原则

前面介绍了几十种设备的原理和使用方法。归结起来，有这样几个共同点：
1. 认真阅读说明书，并严格遵守操作规程。
2. 定期保养和清洁，并做好故障维修记录。
3. 掌握一些基本的机械常识。

一、认真阅读说明书

认真阅读说明书是正确使用设备的前提，但许多使用者在使用设备前并没有认真阅读说明书，有的甚至根本不阅读。说明书是他人经验的总结，不重视他人的宝贵经验，在设备使用中就会重复他人犯过的错误，造成不必要的损失。

每个设备的使用说明书或手册都会详细地标明该设备的安装使用条件，主要部件的功能，开关按钮的功能，规范的操作方法，重要的人身、设备安全注意事项，日常的保养方法，常见故障的排除等。只要认真阅读，理解和掌握说明书中的内容，并根据具体的工作情况制定一个操作规范并严格遵守，就能减少维修的次数，最大限度地提高设备的使用效率。

二、注重设备的日常管理

设备和工具是工作中最重要的伙伴，需要精心呵护，但很多人对此认识不足，常常是随手乱放，不主动清洁，工作台上满是灰尘，杂乱无章。为了保证设备的正常和长期使用，应当做到以下几点：

1. 结束一天工作后对工具、设备、工件和工作间进行清理，做到所有物品整洁干净，摆放整齐有序。

2. 离开工作间时，关闭设备的电源和照明设施。

3. 设备故障的维修情况要有书面记录。

4. 做好定期保养。

附　铣削基础知识

在牙科技工室，铣削加工是每个技师的基本技能，了解各种铣刀和旋转工具的特点十分重要。在铣削加工中应该牢记如下基本原则：

1. 每个工具都有一个最佳切割速度，因此应当把机器的转速调节到相应值，根据工具直径和工具轴直径以及加工工件选择相应转速。

2. 硬的模型铸件应当用软粘接型砂轮以高的转速打磨，软的模型铸件应当用硬粘接型砂轮以低的转速打磨。

3. 在粗加工时，应当用粗砂轮或可产生大切屑的工具，以低转速加工，加工后的模型铸件表面呈粗糙状态。

4. 在精加工时应采用细砂轮和高转速。

5. 影响加工面质量的因素有：

（1）正确选择加工压力，压力过大会降低转速，同时降低加工效率，还会损伤夹持部件、轴承和电机。正常工作压力值为 2~5N。

（2）工具应稳定运转，且保证外圆周正。

（3）工具和铸件都应保持在无振动和稳定状态。

一、磨削加工

磨削的砂轮主要使用三种不同的材料：碳化硅、氧化铝、天然金刚石或合成金刚石。砂轮的结合形式有电镀砂轮、烧结树脂结合剂砂轮和陶瓷砂轮。陶瓷结合剂氧化铝砂轮适用于磨削金属合金，磨削陶瓷材料必须使用碳化硅砂轮或金刚石涂层砂轮，各种砂轮转速建议值参考表 4-1。更准确的选用标准应以砂轮生产商的使用说明和工作实践为准。

表 4 - 1　各种砂轮转速建议值

研磨剂 材料应用技术（转速范围）	成型 预磨削	成型磨削	精磨削	碳化硅·中等·粗	中等	细	氧化铝·软·粗	软·中等	软·细	氧化铝·中等·粗	中等	氧化铝·硬·粗	硬·中等
金属合金	★						●	◎		◎			
快速磨削		★					◎	●	◎		◎		
（30 000~50 000r/min）			★					◎	●				
金属合金	★			◎			◎			●		◎	
通用磨削		★			◎			◎		◎	●		◎
（30 000~50 000r/min）			★			◎		◎					
金属合金	★						◎			◎		●	
形状稳定磨削		★					◎				◎		●
（30 000~50 000r/min）			★					◎					
陶瓷	★			◎									
快速磨削		★		◎									
（30 000~50 000r/min）			★		◎								
陶瓷	★			●									
通用磨削		★		◎	●	◎							
（30 000~50 000r/min）			★		◎	●							
陶瓷	★			◎									
形状稳定磨削		★		◎									
（30 000~50 000r/min）			★		◎								

● 十分适合　　◎ 适合

　　砂轮是否耐用取决于所加入研磨剂的硬度，以及砂轮的热硬度和热稳定性（图 4 - 12、图 4 - 13）。

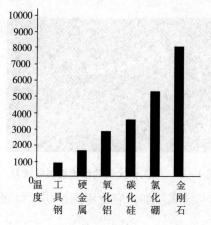

图 4 - 12　各种砂轮的硬度比较

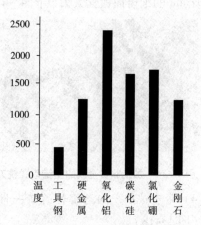

图 4 - 13　各种砂轮的热硬度比较

二、铣削工具

铣刀现在主要使用三种不同的材料：一种是工具钢，也就是钨和钒的合金钢。另一种材料是不锈钢，其成分为高镉钢。第三种材料是硬金属，这是一种细孔烧结钨钴合金，其加工工艺是热等压压缩。硬金属的显微硬度大约是工具钢的 1.5 倍，热稳定性是工具钢的两倍多。

硬金属铣刀使用的最多。为了加工不同的材料，人们研制出各种切削刃的铣刀，针对不同的用途，铣刀的尺寸和形状有所不同。

（1）石膏 很容易切削，因此用于加工石膏的铣刃间需要很大的体积，这样才能容纳加工石膏时产生的大量碎屑。针对湿石膏，一般使用超粗交错齿式铣刀（图 4 - 14）。

（2）贵金属 硬度通常包括从软到中等硬度。贵金属易于切削，切削阻力很小，根据不同的硬度，可选择标准转速 15000 ~ 25000r/min 的细齿面和密齿面交错齿式铣刀（图 4 - 15）。

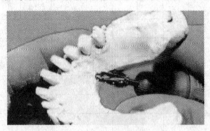
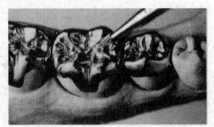

图 4 - 14 加工石膏的铣刀　　　图 4 - 15 加工贵金属材料的铣刀

（3）非贵金属 硬度较大，有弹性而且很难切削。由于切削阻力较大，切削时会产生大量热量，因此最好选用交错齿式铣刀，或者粗齿面螺旋齿铣刀（图 4 - 16），而且铣刀的转速不得高于 15000r/min。对于硬度极大、很难切削的钛金属，可使用转速 15000r/min 的细齿面镀钛铣刀（图 4 - 17）。

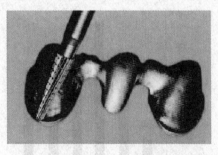
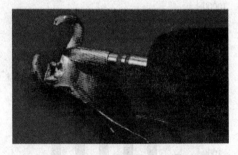

图 4 - 16 加工非贵金属的交错齿式铣刀　　图 4 - 17 加工钛金属的细齿面镀钛铣刀

（4）带有玻璃或陶瓷填料的新一代贴面塑料 很难切削，应使用高速切削齿面的铣刀（图 4 - 18）。

（5）义齿塑料 切削阻力很小，可选用转速 10000 ~ 15000r/min 的螺旋齿铣刀、交错齿式铣刀、横铣刀或高速切削齿面横铣刀（图4-19）。软性塑料采用带有高速切削粗齿面横铣刀加工效果最好（图4-20）。

细齿面金刚石涂层砂轮适用于陶瓷表面的粗糙化加工（图4-21）。

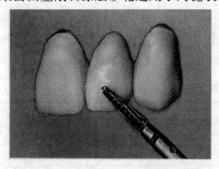

图4-18 加工陶瓷贴面材料的铣刀

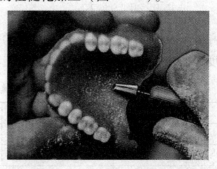

图4-19 加工义齿塑料的铣刀

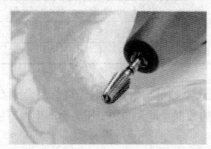

图4-20 加工软塑料的粗齿面横铣刀

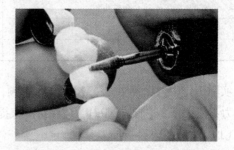

图4-21 细齿面金刚石涂层砂轮

牙科技术工具通用的转速建议值见表4-2。如果铣刀的直径较小，相应调高转速；如果铣刀的直径较大，将转速调低。

表4-2 牙科技术工具通用的转速建议值

材料	加工（r/min）	抛光（r/min）
石膏	15 000	
高含金量贵金属	15 000	5 000
一般含金量贵金属	25 000	5 000
较少含金量的贵金属	15 000	5 000
非贵金属合金	15 000	5 000
铸模	15 000	5 000
钛	15 000	5 000
塑料	15 000	5 000
贴面材料	15 000	5 000
软性重衬	15 000	
软塑料	15 000	
陶瓷	25 000	5 000

三、使用操作

(一) 适度的加工压力

磨和铣是一种切削过程，铣刀或砂轮的每个刃只能切割掉确定的物料量，在一定的切削速度下需施加合适的加工压力。各种工具的加工压力标准值如表4-3。

表4-3　不同工具的加工压力标准值

工具	压力标准值（牛顿）
金属粘结型金刚石磨头	0.2~1.0
陶瓷粘结型磨头	8
工具钢铣头	5
硬质合金铣头	7.5
工具钢钻头	5
硬质合金钻头	1

实际工作中，加工压力一般为2~5牛顿，最高不超过7牛顿，对于烧结型金刚石，加工压力不得大于2牛顿（200g），应注意厂家提供的数据。过大的加工压力会产生以下后果：

（1）铣刀的刃会折断。

（2）砂轮上的刃粒过早地脱落，磨损加快，砂轮变钝。

（3）工具过热。

（4）工具轴变形，在极限情况下会弯折。

（5）电动机过热，甚至损坏。

（6）工具的轴承受过大负荷，加快磨损速度。

（7）大体积的铣刀可能会失去平衡，影响工具的同芯旋转。

(二) 平稳转动

要想提高加工效率，获得光滑加工面，必须使工具平稳转动，且不发生跳动。

导致砂轮和铣刀旋转不稳的原因有如下几方面：

（1）砂轮磨损不均：在这种情况下，必须用砂石修整板或金刚石修整板对受损砂轮进行修正，所用转速15000~25000r/min，最大压力1.5牛顿（图4-22、图4-23）。

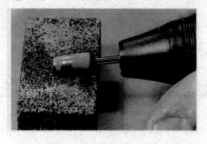
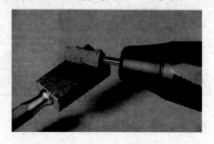

图4-22　砂石修整板　　　　　　　　　图4-23　金刚石修整板

（2）工具轴弯曲：把工具轴深深插入夹口内直至最深处，方可保证工具平稳转动（图4-24）。

（3）工具轴进入夹口的深度不够（图4-25），随着转速的提高，工具开始"摆动"。使用轴已弯的工具进行加工是不合理和危险的。

（4）工具本身的质量不合要求。

（5）手机或电动工具的夹口可能不干净（图4-26）：手机的夹口必须定期清洗。在更换工具时，容易将灰尘和切屑带进夹口，这些杂物会妨碍工具的同芯旋转。

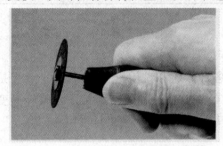
图4-24 工具轴插入夹口

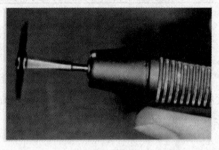
图4-25 不正确的方法

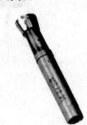

a. 夹口已清洗，表面涂了润滑剂 b. 夹口未做清洗时的状态

图4-26 手机的夹口

（三）切削速度

切削速度是刀刃对于工件表面在1分钟或1秒内所走的距离，一个直径为5mm的铣刀在11000r/min的转速下，切削速度是170m/min；一个直径为2mm的车针，在相同的速度下只有69m/min，因此转速的选择需要结合铣刀和砂轮的直径。各种材料和铣刀的切削速度建议值见表4-3。

表4-3 各种材料和铣刀的切削速度建议值

工具	工件	切削速度（m/min）
工具钢铣头	软塑料	200~250
	硬塑料	150~200
	金属	120~180
硬质合金铣头	非金属（塑料）	250~375
	非金属（陶瓷或硬塑料）	375~500
	金属	500~750

续表

工具	工件	切削速度（m/min）
金刚石磨头	非金属（塑料或瓷）	480～720
	金属（钢）	600～1200
碳化硅（刚玉）工具	陶瓷	300～600
	塑料	600～1500
	金属	1200～1500

（四）工具摆放

工具摆放常犯的错误是在一个大盒子里混杂各种砂轮和铣刀（图4-27）。后果是变脏的砂轮在加工陶瓷贴面时会影响贴面效果，有些工具的轴又会因挤压导致轻微变形。正确的做法应该是分类摆放整齐，工具板上只插最常用的几件工具（图4-28）。

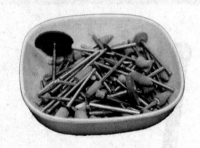

图4-27 错误摆放

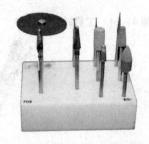

图4-28 正确摆放

思 考 题

1. 蒸汽清洗机操作注意事项有哪些？
2. 技工室安装排烟、排气设备有什么重要性？
3. 技工室的排水系统与普通的排水系统有什么区别？
4. 如何做好设备的日常管理？
5. 铣削加工应遵循的基本原则是什么？

附录 口腔修复工艺设备应用基础教学大纲

（供口腔修复工艺技术专业用）

一、性质与任务

口腔修复工艺设备应用基础是三年制中等职业技术教育口腔修复工艺技术专业学生的一门必修的基础课程，主要内容包括设备的功能、原理、使用及注意事项。本课程的教学目的是使学生了解和掌握设备的原理，懂得如何科学使用设备，提高设备的有效利用率。

二、教学目标

（一）知识教学目标

1. 掌握日常设备的功能、原理。
2. 掌握设备的使用方法。
3. 了解设备使用的注意事项。

（二）能力培养目标

学会正确使用口腔修复工艺设备。

（三）思想教育培养目标

1. 培养学生良好的职业道德和敬业精神。
2. 树立辩证唯物主义观点，学会辩证思维。

三、课时分配

教学内容	学时数
第一章 义齿金属部件成型设备	8
第二章 义齿塑料部件成型设备	8
第三章 义齿陶瓷部件成型设备	8
第四章 义齿加工的其他设备	2
合计	26

四、教学内容和要求

教学内容	教学要求		
	了解	熟悉	掌握
第一章　义齿金属部件成型设备			
第一节　模型和蜡型制作设备			
一、臂挂式石膏储存箱、真空搅拌机的工作原理、使用方法		√	
二、振荡器的工作原理、使用方法		√	
三、石膏模型修整机、石膏模型切割锯、石膏模型打孔机的工作原理			√
四、电蜡刀、熔蜡器的工作原理、使用方法			√
五、模型观测仪的工作原理、使用方法		√	
六、琼脂搅拌机、硅橡胶混合机的工作原理、使用方法		√	
第二节　金属部件成型设备			
一、失蜡炉、程控茂福炉的原理、使用方法		√	
二、铸造设备的工作原理、使用方法		√	
三、金沉积设备的工作原理、使用方法	√		
第三节　金属表面加工设备			
一、手持打磨机、高速切割机的工作原理、使用方法			√
二、喷砂机、抛光机、电解抛光机的工作原理、使用方法		√	
三、镀金仪、平行观测研磨仪的工作原理、使用方法	√		
四、激光焊接机的工作原理、使用方法	√		
第二章　义齿塑料部件成型设备			
一、冲蜡机、聚合器、注塑机的工作原理、使用方法		√	
二、压力锅、光聚合机的工作原理、使用方法		√	
第三章　义齿陶瓷部件成型设备			
一、真空烤瓷炉、铸瓷炉的工作原理、使用方法		√	
二、计算机辅助设计与计算机辅助制作的组成与工作原理	√		
三、高速涡轮机的工作原理、使用方法	√		
第四章　义齿加工的其他设备			
一、蒸汽清洗机的工作原理、使用方法		√	
二、超声波清洗机的工作原理、使用方法		√	
三、排烟、排气设备的工作原理、使用方法	√		
四、吸尘设备的工作原理、使用方法	√		
五、压缩空气系统的工作原理、使用方法	√		
六、排水系统的工作原理、使用方法	√		

主要参考书目

［1］［德］汉斯·凯撒著．林文元译．牙科技术工艺学．北京：北京大学医学出版社，2005.

［2］德国 Kavo 公司牙科技工设备使用说明书．

［3］Günther Rau/Reinhold ströbel 著．山西齿科医院译．牙科技工基础知识丛书——口腔修复用金属．第 18 版．德国新水星出版社，1999.

［4］Günther Rau/Reinhold ströbel 著．山西齿科医院译．牙科技工基础知识丛书——牙科技术中的非金属．第 18 版．德国新水星出版社，1999.

［5］张志君．口腔设备学．第 3 版．成都：四川大学出版社，2008.